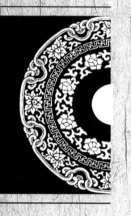
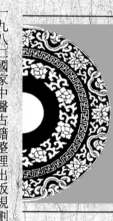

一九八二國家中醫古籍整理出版規劃
中醫古籍整理叢書重刊

中藏經校注

主　編　　李聰甫

協　編　　劉祖貽

執　筆　　孫光榮

審　定　　凌耀星　沈炎南　錢超塵

人民衛生出版社

圖書在版編目（CIP）數據

中藏經校注 / 李聰甫主編. —北京：人民衛生出版社，2013
（中醫古籍整理叢書重刊）
ISBN 978–7–117–17194–6

Ⅰ. ①中⋯　Ⅱ. ①李⋯　Ⅲ. ①《中藏經》–注釋
Ⅳ. ①R2–52

中國版本圖書館 CIP 數據核字（2013）第 066570 號

人衛智網　www.ipmph.com	醫學教育、學術、考試、	
	健康，購書智慧智能綜合	
	服務平臺	
人衛官網　www.pmph.com	人衛官方資訊發佈平臺	

中藏經校注

主　　編：李聰甫
出版發行：人民衛生出版社（中繼綫 010-59780011）
地　　址：北京市朝陽區潘家園南裏 19 號
郵　　編：100021
E - mail：pmph @ pmph.com
購書熱綫：010-59787592　010-59787584　010-65264830
印　　刷：北京虎彩文化傳播有限公司
經　　銷：新華書店
開　　本：850×1168　1/32　印張：5
字　　數：100 千字
版　　次：2013 年 6 月第 1 版　2023 年 8 月第 1 版第 7 次印刷
標準書號：ISBN 978-7-117-17194-6
定　　價：28.00 元

打擊盜版舉報電話：010-59787491　E-mail：WQ @ pmph.com
（凡屬印裝質量問題請與本社市場營銷中心聯繫退換）

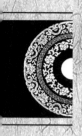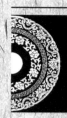

内容提要

本書又名《華氏中藏經》，舊題漢·華佗撰。此書歷來多認爲是後人僞託之作，或疑六朝人手筆，或疑華佗弟子吳普、樊阿依華氏遺意輯錄。但本書有較高的學術價值，則是國內外學術界公認的。

全書共分三卷，上卷和中卷共有四十九論，分論天地、陰陽、水火、寒熱、虛實、脈色、臟腑辨證及痺證、痞證、中風、水腫、脚氣、淋證、癥瘕、積聚、癰疽、疔瘡等。論中有的詳述病源、病理，有的兼叙診斷、治則。更爲突出的是在論及臟腑辨證中，以"虛、實、寒、熱、生、死、逆、順"爲之"八綱"，是對《內》、《難》等古醫籍探賾索隱、發揮蘊奧之明鑑。

本書特點：一、通過此次整理研究後的《中藏經》，當屬國內外現存版本的最佳本。二、本書萬餘字的校註後記，是一篇有較大影響的學術論文。三、整理者從書中提煉出"天人相應爲指導的基本觀點，臟腑中心陰陽平衡的生理觀點，從順其宜的治療原則，貴陽賤陰的診療思想以及虛實寒熱生死逆順的辨證八綱"，達到了相當的水平，可供中醫醫、教、研專業人員參考、借鑑。

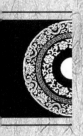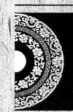

重刊説明

《中醫古籍整理叢書》是我社 1982 年爲落實中共中央和國務院關於加強古籍整理的指示精神,在衛生部、國家中醫藥管理局領導下,組織全國知名中醫專家和學者,歷經近 10 年時間編撰完成。這是一次新中國成立 60 年以來規模最大、水準最高、品質最好的中醫古籍整理,是中醫理論研究和中醫文獻研究成果的全面總結。本叢書出版後,《神農本草經輯注》獲得國家科技進步三等獎、國家中醫藥管理局科技進步一等獎,《黃帝内經素問校注》《黃帝内經素問語譯》《傷寒論校注》《傷寒論語譯》等分別獲得國家中醫藥管理局科技進步一等獎、二等獎和三等獎。

本次所選整理書目,涵蓋面廣,多爲歷代醫家所推崇,向被尊爲必讀經典著作。特別是在《中醫古籍整理出版規劃》中《黃帝内經素問校注》《傷寒論校注》等重點中醫古籍整理出版,集中反映了當代中醫文獻理論研究成果,具有較高的學術價值,在中醫學術發展的歷史長河中,將佔有重要的歷史地位。

30 年過去了,這些著作一直受到廣大讀者的歡迎,在中醫界產生了很大的影響。他們的著作多成於他們的垂暮之年，是他們畢生孜孜以求、嘔心瀝血研究所得，不僅反映了他們較高的中醫文獻水準，也體現了他們畢生所學和臨床經驗之精華。諸位先賢治學嚴謹，厚積薄發，引用文獻，豐富翔實，訓詁解難，校勘嚴謹，探微索奧，注釋精當，所述按語，彰顯大家功底，是不可多得的傳世之作。

中醫古籍浩如煙海，內容廣博，年代久遠，版本在漫長的歷史流傳中，散佚、缺殘、衍誤等爲古籍的研究整理帶來很大困難。《中醫古籍整理叢書》，作爲國家項目，得到了衛生部和國家中醫藥管理局的大力支持，不僅爲組織工作的實施和科研經費的保障提供了有力支援，而且爲珍本、善本版本的調閱、複製、使用等創造了便利條件。因此，本叢書的版本價值和文獻價值隨着時間的推移日益凸顯。爲保持原書原貌，我們只作了版式調整，原繁體字豎排（校注本），現改爲繁體字橫排，以適應讀者閱讀習慣。

由於原版書出版時間已久，圖書市場上今已很難見到，部分著作甚至已成爲中醫讀者的收藏珍品。爲便於讀者研習，我社決定精選部分具有較大影響力的名家名著，編爲《中醫古籍整理叢書重刊》出版，以饗讀者。

人民衛生出版社

二○一三年三月

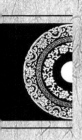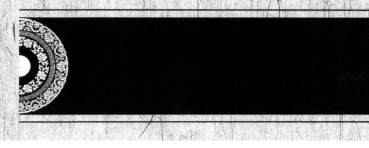

出版者的話

　　根據中共中央和國務院關於加强古籍整理的指示精神，以及衛生部一九八二年制定的《中醫古籍整理出版規劃》的要求，在衛生部和國家中醫藥管理局的領導下，我社在組織中醫專家、學者和研究人員在選定善本基礎上整理古醫籍的同時，委托十一位著名中醫專家，用了七八年時間，對規劃内《黄帝内經素問》等十一部重點中醫古籍，分工進行整理研究，最後編著成校注本十種、語譯本八種、輯校本一種，即《黄帝内經素問校注》、《黄帝内經素問語譯》、《靈樞經校注》、《靈樞經語譯》、《傷寒論校注》、《傷寒論語譯》、《金匱要略校注》、《金匱要略語譯》、《難經校注》、《難經語譯》、《脈經校注》、《脈經語譯》、《中藏經校注》、《中藏經語譯》、《黄帝内經太素校注》、《黄帝内經太素語譯》、《針灸甲乙經校注》、《諸病源候論校注》、《神農本草經輯注》等十九種著作。并列入衛生部與國家中醫藥管理局文獻研究方面的科研課題。
　　在整理研究過程中，從全國聘請與各部著作有關的中醫專家、學者參加了論證和審定，以期在保持原書原貌的基礎上，廣泛吸收中醫學理論研究和文史研究的新成果，使其成爲研究重點中醫古籍的專著，反映當代學術研究的水平。因此，本書的出版，具有較高的學術研究價值。

然而，歷代中醫古籍的內容是極其廣博的，距今的年代是極其久遠的，有些內容雖然經過研究，但目前尚無定論或作出解釋，有待今後深入研究。

人民衛生出版社
一九八九年二月

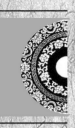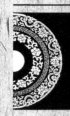

《中藏經》,凡三卷,上中二卷共四十九論,下卷附方實計六十八道。通覽全書,若按其内容區劃,則可分爲四部份:第一至第二十論爲總論,第二十一至第三十二論爲論臟腑虚實寒熱生死逆順之法,第三十三至第四十九論爲論雜病及決生死法,末則附以救急療疾諸方。諸論以臟腑脈證爲中心,尋求《内經》、《難經》及上古醫經之中論陰陽、析寒熱、分虚實、辨臟腑、言脈證之理,揆諸大旨,融會貫通,發揮蘊奥,最早形成以脈證爲中心之臟腑辨證學説,奠定臟腑辨證理論之基礎,厥功甚偉。且内容豐富,剖析詳明,探賾索隱,自成體系。如論病機則本於陰陽升降原理,洞明氣機失調而謂之陰陽否格;基於五行制化原則,解釋臟腑病理而謂之上下不寧;根於病理變化規律,列述臟腑病變而縷析寒熱虚實;鑒於脈乃氣血之先,據以察病性病位及病勢而詳明其生死順逆;源於《内經》如霧、如漚、如瀆之説,論述三焦生理,指出"周身灌體,和内調外,榮左養右,導上宣下,莫大於此"而爲"人之三元之氣";肇於《内經》之説,論及胃氣之作用,而確指"胃者人之根本,胃氣壯,五臟六腑皆壯";祖於人與天地相應之

9

學說,總論人與天地陰陽四時之關系,而謂"天者,陽之宗;地者,陰之屬;陽者生之本,陰者死之基。天地之間,陰陽輔佐者人也。"並以人法於天地而統率之,且承《内經》之旨,弘揚貴陽賤陰思想,予後世如景岳、養葵崇陽養陽者以啟迪。所附諸方,主治明確,組方簡約,用藥便廉。凡此,均足見《中藏經》淵源於《内》《難》,植根於實踐,確具真知,切合實用。誠如前賢所言:"論脈論證,皆洞見陰陽升降虛實之微","其議論卓然,精深高遠,視脈察色,以決死生。雖不敢以為真是元化之書,若行於世,使醫者得以習讀之,所濟多矣。"況其具有系統、簡明、精辟、實用、完整之五大特點,故校注之,刊行之,必將對中醫文獻、理論、醫史、臨床、方藥之研究,皆有裨益也。

本次校注遵照《中醫古籍校注通則》予以整理研究。

全書按底本分為上、中、下三卷,據正文篇目增編目錄於前,以備檢索。每篇均依提要、原文、校注、按語之順序而次第排列,末則撰以校注後記。茲分項説明於後。

第一、提要

概述全篇主旨,兼以解題,次則説明段落大意。

第二、原文

本書原文系以底本為基礎,經勘誤訂訛而成。每卷之首底本所題"華氏中藏經"及原點校者孫星衍之名銜均予保留。但鑒於本書非華佗原撰,故封面逕以"中藏經"作為書名。底本中原有雙行小字夾注,今改成單行予以保留。凡底本原無之序跋、藥方概不補入,以求最大限度保持原書原貌。

第三、校勘

一、本書校勘所用之底本、主校本、參校本、旁校本分列於下：

（一）底本：清嘉慶十三年（公元一八〇八年）太歲戊辰春平津館孫氏刊版，即孫星衍點校本，簡稱"孫本"。

（二）主校本：其一，元·趙孟頫手寫本（上卷第十篇"性急則脈急"至第二十九篇及下卷"萬應圓"至卷終）簡稱"趙本"；其二，清·乾隆五十七年（公元一七九二年）周錫瓚點校本（掃葉山房本），簡稱"瓚本"。

（三）參校本：其一，光緒丁未年（公元一九零七年）重印江陰朱氏校刊《古今醫統正脈全書》本，簡稱"醫統本"；其二，日本寬保二年（公元一七四二年）刊本，簡稱"寬保本"；其三，光緒庚辰年（公元一八八零年）徐舜山校刊本，簡稱"徐本"；其四，光緒辛卯年（公元一八九一年）周學海校刊本，簡稱"周本"。

（四）旁校本：其一，《黃帝內經素問》，人民衛生出版社一九六三年六月第一版；其二，《靈樞經》，人民衛生出版社一九六四年第一版；其三，《難經》，人民衛生出版社一九七九年第一版；其四，《脈經》，人民衛生出版社一九五六年影印元代廣勤書堂刊本。

二、本書之校勘方法與原則爲四校合參，以對校、本校、他校爲主，理校爲輔。出校以本善結合爲原則。在全面、周密、細致勘同錄異基礎上，訂訛補闕，釐定是非。具體處理方法如下：

（一）凡孫本與校本互異之處，屬孫本是、校本非者，概不出校；屬孫本顯誤而校本是者，據改之後出校；屬校本義長，可改可不改者，不改，出校列出校本字樣，並示明

“義長”；屬是非難定者,不改,出校列出校本字樣,或同時示明“疑是”、“疑誤”、“可從”、“可參”。

（二）凡孫本避諱字,如“孝宗廟諱”之慎字,“高宗廟諱”之構字,悉恢復本,以從其真,出校説明。

（三）凡孫本中之異體字,則以正體字律齊。如:恠、怪均作“怪”；澀、澁、涩、澁均作“澀”；蟲、虫均作“蟲”；濕、溼均作“濕”等。

第四、注釋

本書以字求其義、句索其旨而直解原文,以疏通義理爲目的予以注釋。重在闡釋字詞音義,注重文理與醫理之統一,力求釋解疑難而避免求深反晦,力求闡明原旨而避免以今律古,力求訓證相符而避免曲説附會。具體處理方法於下:

（一）凡具有中醫師程度即能正確領會者,概不注釋。

（二）凡《素問》等經典醫籍中常見之名詞、術語者,概不注釋。

（三）凡因音義有歧而影響對原文理解者,必予注釋。

（四）凡注釋需引用書證者,概以訓詁專書及古代經典原著爲據。

（五）凡釋明文理尚不足以闡明原旨者,則適當注釋醫理。

（六）凡古今字、通假字之易於識別者,例不一一出注；較生僻、易混淆,而易致疑致惑者,則予出注。

第五、按語

本書按語,旨在聯系實際,發微掘隱,弘揚蘊義,力求議論公允,拓展讀者思路。

第六、校注後記

本書校注後記内容爲初考《中藏經》作者及成書年代；發掘《中藏經》學術思想；縷述版本源流；並簡誌整理研究分工與經過。

我院名譽院長、著名中醫學家李聰甫研究員自五十年代始，即已深惜《中藏經》乃淹没於歷史長河中之一顆明珠，視爲堪與《内》《難》並傳之中醫典籍。故此次整理研究之中，李老雖已高齡八十有四，仍孜孜不倦，刻意精研，終遂夙心。孫光榮同志兢兢業業，謹遵師訓，終竟其事。

自本次研究之始，衛生部暨國家中醫藥管理局、原中醫古籍整理出版辦公室、人民衛生出版社之領導同志，及負責論證與審定之諸位專家均給予大力支持，辛勞殊多。中國中醫研究院醫史文獻研究所、中國中醫研究院圖書館、上海中醫學院圖書館、湖南中醫學院圖書館、上海博物館、上海中醫學院博物館，在提供《中藏經》各種版本中鼎力相助。謹誌而銘感。

中醫古籍實爲中醫學術繼承與發揚之源泉，然校注中醫古籍亦實爲艱辛倍有之研究，《中藏經》之校注，雖三歷寒暑，三移其稿，但限於本院之力量，且由於千百年來未曾拓荒深墾，因之，謬誤之處，殊爲難免，幸祈方家不吝匡正。

劉祖貽　一九八八年十月一日

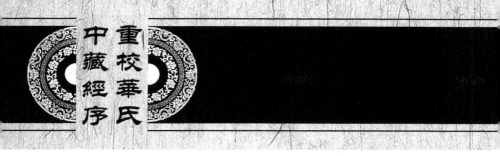

《華氏中藏經》見鄭樵《通志·藝文略》，爲一卷，陳振孫《書錄解題》同。云：漢，譙郡華佗元化撰。《宋史·藝文志》華氏作黄[1]，蓋誤。今世傳本有八卷，吳勉學刊在《古今醫統》中。

余以乾隆丁未年入翰林，在都見趙文敏手寫本。卷上，自第十篇性急[2]則脈急[3]已下起，至第二十九篇爲一卷；卷下，自萬應圓藥方至末爲一卷；失其中卷。審是真蹟。後歸張太史錦芳，其弟錄稿贈余。又以嘉慶戊辰年乞假南歸，在吳門見周氏所藏元人寫本，亦稱趙書，具有上、中、下三卷，而缺論診雜病必死候第四十八及察聲色形證決死法第四十九兩篇。合前後二本，校勘明本，每篇脫落舛誤凡有數百字，其方藥名件、次序、分量，俱經後人改易，或有删去其方者。今以趙寫兩本爲定。

此書文義古奧，似是六朝人所撰，非後世所能假託。考《隋書·經籍志》有華佗觀形察色並三部脈經一卷，疑即是中卷論診雜病必死候已下二篇，故不在趙寫本中，未敢定之。鄧處中之名不見書傳，陳振孫亦云：自言爲華佗外孫，稱此書因夢得於石函，莫可考也。序末稱甲寅秋九月序,古人亦無以干支紀歲不著歲字者,疑其序偽作。至一卷、三卷、八卷分合之異,則後人所改。趙寫本旁注有高宗、孝宗廟諱,又稱有庫本、陸本異同,是依宋本手録。元代不避宋諱,而不更其字,可見古人審慎闕疑之意。

此書四庫書既未録存,又兩見趙寫善本,急宜刊刻,以公同好。卷下萬應圓等,皆以丸散治疾,而無湯藥。古人配合藥物分量,案五臟五味,配以五行生成之數。今俗醫任意增減,不識君、臣、佐、使,是以古人有不服藥爲中醫之歎。要知外科丸散,率用古方分量,故其效過於内科,此即古方不可增減之明證。余所得宋本醫學書甚多,皆足證明人改亂古書之謬,惜無深通醫理者與共證之。

嘉慶十三年太歲戊辰十月四日孫星衍

撰序於安德使署之平津館

〔1〕黃　此下疑脱"氏"字。

〔2〕〔3〕急　原作"忌",據本書卷上"脈要論第十"正文改。

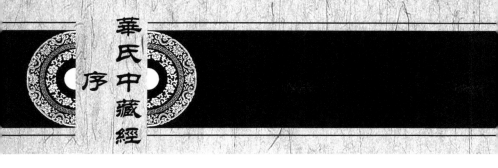

應靈洞主探微真人少室山鄧處中撰

　　華先生諱佗，字元化，性好恬淡，喜味[1]方書。多遊名山幽洞，往往有所遇。一日，因酒息於公宜山古洞前，忽聞人論療病之法，先生訝其異，潛逼[2]洞竊聽。須臾，有人云：華生在邇[3]，術可付焉。復有一人曰：道生性貪，不憫生靈，安可付也？先生不覺愈駭，躍入洞，見二老人，衣木皮，頂草冠。先生躬趨左右而拜曰：適聞賢者論方術，遂乃忘歸。況濟人之道，素所好為。所恨者，未遇一法可以施驗，徒自不足耳。願賢者少察愚誠，乞與開悟，終身不負恩。首坐先生云：術亦不惜，恐異日與子為累。若無高下，無貧富，無貴賤，不務財賄，不憚[4]勞苦，矜[5]老恤幼為急，然後可脫子禍。先生再拜謝曰：賢聖之語，一一不敢忘，俱能從之。二老笑指東洞云：石牀上有一書函，子自取之，速出吾居，勿示俗流，宜秘密之。先生時得書，回首已不見老人。先生懾怯離洞，忽然不[6]見，雲奔雨瀉，石洞摧塌。既覽其方，論多奇怪。從茲施試，效無不存神。先生未六旬，果為魏所戮，老人之言，預有斯驗。余乃先生外孫也，因弔先生寢室，夢先生引余坐，語《中藏經》真

17

活人法也,子可取之,勿傳非人。余覺,驚怖不定,遂討
先生舊物,獲石函一具,開之,得書一帙,迺《中藏經》也。
予性拙於用,復授次子思,因以志其實。

甲寅秋九月序

此序趙寫本所無,似是後人僞作,姑附存之。

〔1〕味　辨味也,揣摩也。《列子·天瑞》:"有味味者。"引申爲研究之意。

〔2〕逼　靠近。《説文·新附》:"逼,近也。"

〔3〕邇(ěr 耳)　附近。《説文·辵部》:"邇,近也。"

〔4〕憚(dàn 但)　畏也。《詩·大雅·雲漢》:"我心憚暑。"箋云:"憚,猶
畏也。"

〔5〕矜(jīn 今)　通"憐"。《説文通訓定聲》:"矜,叚借爲憐。"

〔6〕不　疑衍。

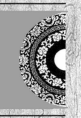

目錄

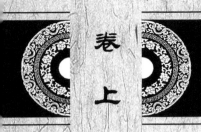

賜進士及第授通奉大夫署山東布政使督糧道孫星衍校

人法於天地論第一

提要:本論爲全書之總綱,基於天人相應之思想,簡論人與自然之關系,故題曰人法於天地論。

全文分四段:首論人稟天、委地而有形神,因之,人體氣機調適與否,取決於天地之氣之順逆;次述天地變化之常以類比人體變化之常;三述人體之異常變化以比擬天地之異常變化;末論人之危厄、死生、動止皆與天地相應,故人之盛衰百病相應於天地變化。

人者,上稟天,下委[1]地,陽以輔之,陰以佐之。天地順則人氣泰,天地逆則人氣否。

是以天地有四時五行,寒暄動靜。其變也,喜爲雨,怒爲風,結爲霜,張爲虹,此天地之常也。人有四肢五臟,呼吸寤寐。精氣流散,行爲榮,張爲氣,發爲聲,此人之常也。

陽施於形,陰慎[2]於精,天地之同也。失其守,則蒸而熱發,否而寒生,結作瘻瘤,陷作癰疽,盛而爲喘,減而爲枯,彰於面部,見於形體。天地通塞,一如此矣。故五緯[3]盈虧，星辰差忒[4]，日月交蝕，彗孛[5]飛走，乃天地之災怪也；寒暄不時，則天地之蒸否也；土起石立[6]，則天地之癰疽也；暴風疾雨，則天地之喘乏也；江河竭耗，則天地之枯焦也。鑒者決之以藥，濟之以鍼，化之以道[7]，佐之以事[8]。故形體有可救之病，天地有可去之災。

人之危厄死生，稟於天地。陰之病也，來亦緩而去亦緩；陽之病也，來亦速而去亦速。陽生於熱，熱而舒緩；陰生於寒，寒則拳急[9]。寒邪中於下，熱邪中於上，飲食之邪中於中。人之動止，本乎天地。知人者[10]有驗於天，知天者必有驗於人。天合於人，人法於天。見天地逆從，則知人衰盛。人有百病，病有百候，候有百變，皆天地陰陽逆從而生。苟能窮究乎此，如其神耳！

〔1〕委 連屬。《莊子·知北游》："是天地之委形也。"《釋文》杜注曰："委，屬也。"

〔2〕慎 形成。《詩經·大雅·桑柔》："考慎其相。"傳："慎，成。"又，此字獨不避孝宗廟諱，疑誤。

〔3〕五緯 金木水火土五星之總稱。《周禮·春官宗伯第三·大宗伯》疏："五緯，即五星：東方歲星（木），南方熒惑（火），西方太白（金），北方辰星（水），中央鎮星（土）。言緯者，二十八宿隨天左轉爲經，五星右轉爲緯。"

〔4〕星辰差忒(tè 特) 謂星辰運動不依常軌。《易·豫》："天地以順動，故日月不遇而四時不忒。"蓋古人常將異常之天體運動與災變相互聯系之。

〔5〕彗孛(bèi 貝) 俗稱"掃帚星"。《爾雅·釋天》疏："孛者何？彗星也。彗，謂帚也，言其狀似掃帚，光芒孛孛然，故言孛，又言彗。"

〔6〕石立 《舊唐書·孫思邈》此下有"天地之瘤贅山崩土陷"九字，可參。

〔7〕化之以道 謂以陰陽調節之理教化民眾以適應自然之變化。《易·繫辭上》："化而裁之謂之變。"疏曰："陰陽變化而相裁節之，謂之變也，

是得以理之變也。猶若陽氣之化不可久長，而裁節之以陰雨也，是得理之變化也。”

〔8〕佐之以事　謂以符合自然變化之事業助民衆適應自然之變化。《易‧繫辭上》疏曰：“凡民得以營爲事業，故云謂之事業也，此乃自然以變化錯置於民也。”

〔9〕拳急　謂收引踡曲而拘急也。

〔10〕者　醫統本、周本此下有一“必”字，疑是。

按：“人與天地相應”思想，自《内經》始即已引進醫學領域。《素問‧寶命全形論》曰：“人以天地之氣生，四時之法成。”因而，《素問‧四氣調神大論》確認：“陰陽四時者，萬物之終始也，死生之本也。逆之則災害生，從之則苛疾不起，是謂得道。”爾後，歷代醫家均從整體觀念出發，無論養生與治病，都強調人必須順應自然。故“人與天地相應”乃中醫理論之主導思想。本書以“人法於天地論”列諸論之前，冠全書之首，可謂開宗明義。

本論以人法於天地爲主旨，系統論述如下三點：

一、由於人禀天、委地，則人之危厄死生禀於天地、人之動止本乎天地，故人必須順應自然變化。

二、由於百病、百候、百變皆天地陰陽逆從而生，故養生治病均必須認識和掌握自然變化之規律。

三、由於天合於人，人法於天，見天地逆從，則知人衰盛，因之，“知人者有驗於天，知天者必有驗於人”。從而，鑒者決之以藥，濟之以鍼，則形體有可救之病；化之以道，佐之以事，則天地有可去之災。故人能够認識與掌握自然變化之規律。

陰陽大要調神論第二

提要：本論揭示陰陽本質及其運動規律，論述人體順逆於陰陽變化之生理病理,提出調攝與診治大法。故題曰陰陽大要調神論。

全文分四段:始述陰陽爲死生之本,得陽則生,得陰則死;繼論陰陽本質、特性及順逆盛衰規律,言人能循此,永不湮沉;三論陰病陽病脈候;最後闡明陰陽相應,方乃和平,但基於順陰者多消滅,順陽者多長生之認識,歸結調攝救逆大法爲陰常宜損,陽常宜盈。

本論主旨是:陰陽平,則天地和而人氣寧;陰陽逆,則天地否而人氣厥。並强調鍾於陽者長,鍾於陰者短。

天者陽之宗,地者陰之屬。陽者生之本,陰者死之基[1]。天地之間,陰陽輔佐者人也。得其陽者生,得其陰者死。陽中之陽爲高眞[2],陰中之陰爲幽鬼[3]。故鍾[4]於陽者長,鍾於陰者短。

多熱者陽之主,多寒者陰之根。陽務[5]其上,陰務其下;陽行也速,陰行也緩;陽之體[6]輕,陰之體重。陰陽平,則天地和而人氣寧;陰陽逆,則天地否而人氣厥。故天地得其陽則炎熾,得其陰則寒凛[7]。

陽始於子前,末於午後[8];陰始於午後,末於子前[9]。陰陽盛衰,各在其時,更始更末,無有休息,人能從之亦智也。《金匱》[10]曰:秋首養陽,春首養陰[11]。陽勿外閉,陰勿外侵。火出於木,水生於金。水火通濟,上下相尋。人能循此,永不湮沉,此之謂也。

嗚呼!凡愚豈知是理?舉止失宜,自致其罹[12]。外以風寒暑濕,內以飢飽勞役爲敗。欺殘正體,消亡正神。縛絆其身,死生告陳。

殊不知脈有五死,氣有五生。陰家脈重,陽家脈輕[13]。

陽病陰脈則不永,陰病陽脈則不成[14]。陽候多語,陰症無聲。多語者易濟,無聲者難榮。陽病則旦靜,陰病則夜寧。陰陽運動,得時而行。陽虛則暮亂,陰虛則朝爭。朝暮交錯,其氣厥橫。

死生致理,陰陽中明。陰氣下而不上曰斷絡[15],陽氣上而不下曰絕經[16]。陰中之邪曰濁,陽中之邪曰清。火來坎戶,水到離肩[17]。陰陽相應,方乃和平。陰不足則濟之以水母[18],陽不足則助之以火精[19]。陰陽濟等[20],各有攀陵。上通三寸,曰陽之神路[21];下通三寸,曰陰之鬼程[22]。陰常宜損,陽常宜盈。居之中者,陰陽勻停[23]。是以陽中之陽,天仙賜號[24];陰中之陰,下鬼持名[25]。順陰者多消滅,順陽者多長生。逢斯妙趣,無所不靈。

〔1〕陽者生之本,陰者死之基　謂溫煦之陽氣乃萬物生化之本源;寒冽之陰氣乃萬物死亡之基始。《素問·陰陽應象大論》云:"(陰陽)生殺之本始。"王冰注:"萬物假陽氣溫而生,因陰氣寒而死。"

〔2〕高真　泛指天上神仙,此喻陽氣之助人長生也。

〔3〕幽鬼　泛指地下鬼魂,此喻陰氣之促人短壽也。

〔4〕鍾　滙聚。《玉篇·金部》:"鍾,聚也。"

〔5〕務　趨向。《說文·力部》:"務,趣也。"《詩·大雅》:"左右趣之。"傳云:"趣,趨也。"

〔6〕體　瓚本此下有"曰"字。體,形質。《易·繫辭上》:"神無方而易無體。"疏曰:"體是形質之稱。"

〔7〕故天地得其陽則炎熾,得其陰則寒凜　此十五字疑錯簡,當在"多熱者陽之主,多寒者陰之根"句下。

〔8〕陽始於子前,末於午後　謂陽氣始盛於仲冬之前,漸衰於仲夏之後。"子",仲冬(十一月)。《禮記·月令》:"仲冬之月"。鄭注:"仲冬者,日月

會於星紀而斗建子之月也。"又，"日短至，陰陽爭，諸生蕩。"鄭注："爭者，陰方盛，陽欲起也。蕩，謂物動萌牙（芽）也。"《素問·脈要精微論》："冬至四十五日，陽氣微上，陰氣微下。"故"陽始於子前"者，謂陽氣始盛於仲冬之前也。"午"，仲夏（五月）。《禮記·月令》："仲夏之月。"鄭注："仲夏者，日月會於鶉首而斗建午之辰也。"又，"日長至，陰陽爭，死生分。"鄭注："爭者，陽方盛，陰欲起也。分，猶半也。"《素問·脈要精微論》："夏至四十五日，陰氣微上，陽氣微下。"又，《廣雅·釋言》："末，衰也。"故"末於午後"者，謂陽氣漸衰於仲夏之後也。

〔9〕陰始於午後，末於子前　謂陰氣始盛於仲夏之後，漸衰於仲冬之前。參見本篇注〔8〕。

〔10〕金匱　古醫經名。周本有眉批曰："按金匱文不見內經，蓋古醫經也。後篇所引多類此。"

〔11〕秋首養陽，春首養陰　謂七月宜養陽，正月宜養陰。此承前所述"陽始於子前，末於午後；陰始於午後，末於子前。"之義。

〔12〕罹（lí 離）　憂患。《爾雅·釋詁》："罹，憂。"

〔13〕陰家脈重，陽家脈輕　此言持脈之輕重。謂陰病之脈重取，陽病之脈輕取。浮者陽也，沉者陰也。浮脈輕取即得，沉脈重按始得。

〔14〕陽病陰脈則不永，陰病陽脈則不成　永，長遠。《書·大禹謨》："萬世永賴。"成，終結。《書·益稷》："簫韶九成。"《脈經·辨脈陰陽大法》："陽病見陰脈者，反也，主死；陰病見陽脈者，順也，主生。"

〔15〕斷絡　《史記·扁鵲倉公列傳》："（扁鵲曰）陽脈下墜，陰脈上爭，會氣閉而不通，陰上而陽內行，下內鼓而不起，上外絕而不爲使，上有絕陽之絡，下有破陰之紐，破陰絕陽，色廢脈亂，故形靜如死狀。"陽主絡，陰主經；陽在上，陰在下，陰陽升降則經絡暢通，陰氣下而不上則陽絡阻斷。故曰斷絡。參見《陰陽否隔論第八》。

〔16〕絕經　陽氣上而不下，則陰經阻斷，故曰"絕經"。參見本篇注〔15〕。

〔17〕火來坎戶,水到離肩(jiōng 駉) 猶言水火相濟。坎、離均爲易卦名。《易·説卦》:"坎爲水,離爲火"。肩,《説文·户部》:"外閉之關也。"肩、户互文,猶言門户。火來坎户,水到離肩,則皆成既濟,以喻陰陽相應也。

〔18〕水母 即水神。此喻益陰之藥。《楚辭·九懷·蓄英》:"玄武步兮水母,與吾期兮南榮。"

〔19〕火精 即火神。此喻助陽之藥。《晉書·天文志上》:"夫日,火精也。"

〔20〕濟等 即齊等,猶言平衡。

〔21〕上通三寸,曰陽之神路 《抱朴子·地真》:"仙經曰:子欲長生,守一當明……一,有姓字服色:男長九分,女長六分。或在臍下二寸四分下丹田中;或在心下絳宮金闕中丹田也;或在人兩眉間郤行,一寸爲明堂,二寸爲洞房,三寸爲上丹田也,此乃道家所重。"故上通三寸者,上丹田也,亦即"泥丸",位於腦之正中,眉心後去三寸處,古氣功家煉津之所,陽氣布陳之路。陽中之陽爲高真,故曰"陽之神路"。

〔22〕下通三寸,曰陰之鬼程 《黃庭内景經》:"丹田之中,精氣微,在人身臍下三寸。"下通三寸者,下丹田也,爲古氣功家煉精之所,修内丹之處,陰精歸聚之道。陰中之陰爲幽鬼,故曰"陰之鬼程"。

〔23〕居之中者,陰陽匀停 謂處於陰陽二氣各半之時,則陰陽平均衡定。中,猶半也。《魏志·管輅傳》:"鼓一中"。注:"猶言鼓一半也。"《釋名·釋言語》:"停,定也,定於所在也。"

〔24〕天仙賜號 謂本論前文所指"高真"。

〔25〕下鬼持名 謂本論前文所指"幽鬼"。

按:萬物生死,本乎陰陽;養生之秘,和於陰陽;爲醫之要,調燮陰陽。故本論系統析明陰陽性有寒熱,務有上下,行有緩速,質有輕重,盛衰有時,更始有序。因而養生者當重春秋之首,爲醫者須察逆順之機。必知脈有輕重之分,候有盛虛之别,證有旦夕朝

7

暮之變化，治有水火濟助之盈損。一言以蔽之：陰陽之道，貴在和平；陰陽平衡，方可安寧。此旨與《內經》一脈相承。

本論於《內經》陰陽學說既有所歸納與繼承，亦有所創新與發展。其貴陽賤陰思想，影響後世醫壇主陽學派甚為深遠。

"貴陽賤陰"思想由來尚矣！曩自《周易》即以天地類比而定其貴賤之位，《繫辭上》曰："天尊地卑，乾坤定矣，卑高以陳，貴賤位矣。"與老子坤柔守靜觀點同時滲入《內經》。而後世醫家發揮各有側重，主陰者，以"水善火惡"，瀉心火益腎水為宗旨，成河間、丹溪一派；主陽者，以"陽生陰殺"，溫補脾腎為主臬，成元素、東垣一派。而弘揚貴陽賤陰思想者，當推《中藏經》。自此以降，張元素"以扶護元氣為主，謂類王道"（杜思敬《濟生拔萃》）；李東垣認為"陽主生故壽"，"陰主殺故夭"（《脾胃論·陰陽壽夭論》）；王好古強調病因為內已伏陰；薛立齋私淑易水，重溫補；趙獻可特加意於"火"之一字；張介賓則對陽貴陰賤思想發揮之。《景岳全書》謂"凡通體之溫者，陽氣也；一生之活者，陽氣也；五官五臟之神明不測者，陽氣也"；"得陽則生，失陽則死；陽來則生，陽去則死；陽惟畏其衰，陰惟畏其盛。"其論更與易水學派相承。由此可知，《中藏經》貴陽賤陰思想，影響易水學派至深。

然而，既云"陰陽相應，方乃和平"，又何以言"得陽則生，得陰則死"？為何"陰常宜損，陽常宜盈"？《素問·生氣通天論》曰："凡陰陽之要，陽密乃固。"氣者，生之本，為陽。證之臨床，氣絕者，必亡陽；救逆者，必回陽。蓋陽為生之本，陰實死之基，故有"分陰未盡則不仙，分陽未盡則不死"之說。由是可知，"得陽則生，得陰則死；陰常宜損，陽常宜盈"。此乃固惜真陽以養生救逆之基本法則。

生成論第三

　提要：本論運用"天主生，地主成"之理及陰陽五行學說，闡釋天地陰陽五行乃人生死盛衰之根本，故題曰生成論。

　全文分三段：首論人之生死與天地陰陽五行之關系；次以五臟、氣血骨肉筋與五行類比而示相生相成關系；後述人順應天地陰陽五行變化則可長生。

　陰陽者，天地之樞機；五行者，陰陽之終始。非陰陽則不能爲天地，非五行則不能爲陰陽。故人者，成於天地，敗於陰陽[1]也，由五行逆從而生焉。

　天地有陰陽五行，人有血脉五臟。五行者，金木水火土也；五臟者，肺肝心腎脾也。金生水，水生木，木生火，火生土，土生金，則生成之道，循環無窮；肺生腎，腎生肝，肝生心，心生脾，脾生肺，上下榮養，無有休息。故《金匱》《至真要論》[2]云：心生血，血爲肉之母[3]；脾生肉，肉爲血[4]之舍；肺屬氣，氣爲骨之基；腎應骨，骨爲筋之本；肝系筋，筋爲血之源。五臟五行，相成相生，晝夜流轉，無有始終。從之則吉，逆之則凶。

　天地陰陽五行之道，中含[5]於人。人得者，可以出陰陽之數[6]，奪天地之機[7]，悦五行之要[8]，無終無始，神仙不死矣。

　〔1〕成於天地，敗於陰陽　謂人禀天地陰陽之氣而有生死盛衰。《素問·寶命全形論》："人以天地之氣生。"《素問·四氣調神大論》："從陰陽則生，逆之則死；從之則治，逆之則亂。"

　〔2〕金匱、至真要論　疑爲古醫經名，待考。寬保本有眉批云："按《内經》無金匱至真要論篇目而分有爲兩篇者。今考其兩篇無此文，正見陰陽應

象、五運行大論兩篇,又考此上下篇,或云金匱、或云金匱大要論,而考《內經》有無其文者,蓋上古《內經》有之而今脱乎? 又考《素問》舊篇目,亦未見其篇目。"是説可從。

〔3〕心生血,血爲肉之母 謂心之精氣生化血液,而血液乃充養肌肉者也。《素問·陰陽應象大論》:"心生血,血生脾。"王冰注:"生謂生長也。心之精氣生養血也。《陰陽書》曰:火生土。然心火之氣,内養血已,乃生脾。"脾主肌肉,故"血爲肉之母"。下文"脾生肉……筋爲血之源",意仿此。

〔4〕血 疑爲"氣"字之誤。

〔5〕含 蕴藏。《國語·楚語下》:"土氣含收。"注:"含,藏也。"含,醫統本、徐本作"舍",可參。

〔6〕出陰陽之數 謂超脱陰陽生與成之次數,即長生之意。數,次數。《禮記·月令》:"其數八。"疏曰:"數者,五行佐天地生物成物之次也。"

〔7〕奪天地之機 謂握取天地生化之機。《素問·上古天真論》:"上古有真人者,提挈天地,把握陰陽,呼吸精氣,獨立守神,肌肉若一,故能壽敝天地,而無終時,此其道生。"

〔8〕悦五行之要 謂容易順應五行運化之規律。

按:本論基於"天地陰陽五行之道,中含於人"之認識而立論,運用陰陽五行學説,以五臟配五行闡述相生相成之理,實乃擷取《素問·陰陽應象大論》及《五藏生成》之大旨而概言之,雖未涉及五味、五音、五色等,但其論專宏,且對《素問》有關奧義有所發揮。舉如"陰陽者,天地之道也",其"道"之含義甚爲抽象,而本論則直指爲"陰陽者,天地之樞機"。又如論陰陽與五行之關系,本論認爲:非陰陽則不能爲五行,非五行則不能爲陰陽,蓋《太極圖説》:"無極而太極,太極動而生陽。動極則静,静而生陰,陰静復動,一動一静,互爲其根。分陰分陽,兩儀生焉,陰變陽合而生水火木金土。五氣順布,四時行焉。五行,一陰陽也;陰陽,一太極也;太極,本無極也。五行之生也,各一其性,無極之真,二五之精,妙合而凝,乾道成男,坤道成女,二五交感,化生萬物。萬物生生,而變化無窮矣。"由此可知,本論實將《易》與《素問》之義熔於一爐。

陽厥論第四

提要:本論基於人法於天地之觀點,以天地陽厥類比人體陽厥,爲總論陰陽失調之始,故置於法天地、調陰陽、論生成之後,題曰陽厥論。

全文分兩段:首論天地"陽厥",以氣候及物候之變異述明天地陽氣逆亂諸徵象;次論人體"陽厥",以軀體及情志變化述明人體陽氣逆亂諸證候,並以脈之有力與否決其生死。

驟風暴熱,雲物飛颺。晨晦暮晴,夜炎晝冷。應寒不寒,當雨不雨。水竭土壤,時歲大旱。草木枯悴,江河乏涸。此天地之陽厥也。

暴壅塞,忽喘促,四肢不收,二腑[1]不利,耳聾目盲,咽乾口焦,舌[2]生瘡,鼻流清涕,頰赤心煩,頭昏腦重,雙睛似火,一身如燒,素不能者乍能,素不欲者乍欲,登高歌笑,棄衣奔走,狂言妄語,不辨親疏,發躁無度,飲水不休,胸膈膨脹,腹與脇滿悶,背疽肉爛,煩潰[3]消中,食不入胃,水不穿腸,驟腫暴滿,叫呼昏冒,不省人事,疼痛不知去處,此人之陽厥也。陽厥之脈,舉按有力者生,絕者死。

[1]二腑　謂大腸、膀胱。即指大、小便。

[2]舌　徐本此上有"唇"字,可參。

[3]潰　散亂也。《廣韻·隊第十八》:"潰,逃散又亂也。"

按:厥之名衆矣,以病候分之,有昏厥、暴厥、尸厥;以病因分之,有熱厥、寒厥、氣厥、血厥、食厥、蛔厥、煎厥、薄厥等。厥之義亦岐矣,或謂手足逆冷,或謂氣逆上衝等。本論及《陰厥論》均本於人法於天地思想,采用遠取諸物,近取諸身之類比方法,將厥分爲陽厥與陰厥,可謂分類明析,振裘挈領矣。

陰厥論第五

提要:本論以天地之陰厥類比人體之陰厥,置於陽厥論之後,故題曰陰厥論。

全文分兩段:首論天地"陰厥",以氣候及物候之變異述明天地陰氣逆亂諸徵象;次論人體"陰厥",以軀體及情志之變化述明人體陰氣逆亂諸證候,並以脈象等決其生死。

飛霜走雹,朝昏暮靄[1]。雲雨飄飄,風露寒冷。當熱不熱,未寒而寒。時氣霖霪[2],泉生田野。山摧地裂,土壞河溢,月晦日昏。此天地之陰厥也。

暴啞卒寒,一身拘急,四肢拳攣[3],唇青面黑,目直口噤,心腹滿痛,頭頷搖鼓[4],腰腳沉重,語言蹇澀,上吐下瀉,左右不仁,大小便活[5],吞吐酸淥[6],悲憂慘慽,喜怒無常者,此人之陰厥也。陰厥之脈,舉指弱,按指大者生,舉按俱絕者死。一身悉冷,額汗自出者亦死。陰厥之病,過三日勿治。

〔1〕朝昏暮靄(ǎi 矮) 猶言早晨日光渾渾,傍晚霧氣沉沉。昏,日暗。靄,密霧。《廣韻·曷第十二》:"靄,雲狀。"

〔2〕霖霪(yín 淫) 久雨。《爾雅·釋天》:"久雨謂之淫,淫謂之霖。"

〔3〕拳攣(luán 孿) 卷曲拘急。拳,本亦作"卷"。攣,拘急。《素問·皮部論》:"寒多則筋骨攣痛。"王冰注:"攣,急也。"

〔4〕頭頷搖鼓 寒極貌,謂頭部顫搖,牙齒相擊連頤而動。頷,頤也,頰

車之部。《方言·卷十》:"頷、頤,頜也。南楚謂之頷,秦晉謂之頜,頤其通語也。"又,《玉篇·支部》:"皷,擊也。"

〔5〕大小便活　猶言大小便失禁。《説文·水部》:"活,流聲也。"

〔6〕渌(lù 祿)　水清貌。張衡《東京賦》:"渌水澹澹。"

按:本論及上論均以脈證決生死而終篇,此開本書決生死之通例。脈者,乃氣血之先也。故無論陽厥陰厥,其脈舉按俱絕者皆主死,而按之有力者皆主生。陰厥者,若一身悉冷,額汗自出,則爲亡陽之象,"得陽者生,得陰者死",故亦主死。陰厥過三日勿治者,本於傳經之説,三日當傳遍三陰經,故三日內不可回陽者當不治矣。然,臨證亦未可泥於此説。

陰陽否格論第六

提要:本篇統論陰陽升降失調之病機,故題曰陰陽否格論。

全文分兩段:首論陰陽否格之基本概念;次論陽升而不升,陰降而不降之所病,及其治療總則。

陽氣上而不下曰否,陰氣下而不上亦曰否。陽氣下而不上曰格[1],陰氣上而不下亦曰格。否格者,謂陰陽不相從也。

陽奔於上則燔[2]脾肺,生其疸[3]也,其色黃赤,皆起於陽極也。陰走於下則冰腎肝,生其厥也,其色青黑,皆發於陰極也。疸[3]爲黃疸[4]也,厥爲寒厥也,由陰陽否格不通而生焉。陽燔則治以水,陰厥則助以火,乃陰陽相濟之道耳。

〔1〕格　拒阻不暢。《素問·四氣調神大論》:"反順爲逆,是謂內格。"王冰注:"格,拒也。"

〔2〕燔(fán 煩)　焚燒。《玉篇·火部》:"燔,燒也。"

〔3〕〔4〕疽　孫本作"疽",形近之誤。據醫統本改。文義亦當如此。

按:自第四論至本論乃總論陰陽失調,亦爲本書論病機四則大要(即陰陽否格論、寒熱虛實論、上下不寧論、脈要論)之一。

升降出入乃物質運動基本形式,而物質本於"氣",氣分陰陽,故氣機升降即陰陽升降。人生於天地之間,順乎天地陰陽升降則生,逆之則死。而陰升陽降方可維持動態平衡而致陰平陽秘,若陰降而不升,陽升而不降,"陽奔於上則燔"、"陰走於下則冰",由是陰陽否格,諸病乃生,進而陰陽離決。故本論明言"否格者,謂陰陽不相從也。"亦即謂氣機升降不相順也。

寒熱論第七

提要:寒熱,乃陰陽之所化。本篇統論寒熱病證辨治之總則,故題曰寒熱論。

全文分三段:首論寒熱病證之所由,乃陰陽相勝;次論寒熱病證之辨治;末論寒熱病證順逆之兆。

人之寒熱往來者,其病何也？此乃陰陽相勝也。陽不足則先寒後熱,陰不足則先熱後寒。又上盛則發熱,下盛則發寒。皮寒而燥者陽不足,皮熱而燥者陰不足,皮寒而寒者陰盛也,皮熱而熱者陽盛也。

發熱[1]於下,則陰中之陽邪也;發熱[2]於上,則陽中之陽邪也。寒起於上,則陽中之陰邪也;寒起於下,則陰中之陰邪也。寒[3]而煩赤多言者,陽中之陰邪也。熱而面青多[4]言者,陰中之陽邪也;寒而面青多[5]言者,陰中之陰邪也。若不言者,不可治也。陰中之陰中[6]者,一生九死;陽中之陽中[7]者,九生一死。陰病難治,陽病易醫。診其脈候,數在上[8],則陽中之陽也;數在下,則陰中之陽也。遲在上,則陽中之陰也;遲在下,則陰中之陰也。數在中,則中熱;遲在中,則中寒。寒用熱取,熱以寒攻。逆順之法,從乎天地,本乎陰陽也。

天地者,人之父母也;陰陽者,人之根本也。未有不從天地陰陽者也。從者生,逆者死。寒之又寒者死[9],熱之又熱者生。《金匱大要論》云:夜發寒者從,夜發熱者逆。晝發熱者從,晝發寒者逆。從逆之兆,亦在乎審明。

〔1〕〔2〕發熱 瓚本作"熱發",義長。

〔3〕寒 依上下文義,此上疑脫"熱而煩赤多言者陽中之陽邪也"之句。

〔4〕〔5〕多 疑爲"少"字之誤。

〔6〕〔7〕中 (zhòng 仲) 傷害。

〔8〕上 言自尺部上於寸口。下文之"下",言自寸口下於尺部。下文之"中",即關部。

〔9〕者死 原脫,據"得陰者死"之理及"熱之又熱者生"語例補。

按:寒熱乃陰陽所化,故辨寒熱即辨陰陽,爲辨證認證之首務。本論以"陰陽相勝"高度概括"寒熱往來"實質。陰陽偏勝偏衰,則人體偏寒偏熱;陰陽盛衰相勝,則人體寒熱往來。此實源於《內經》"陽盛則陰病,陰勝則陽病"之基理。本論據此而進一步從先後、上下、表裏論其相勝之機。其論簡而不略。

辨寒熱之法,本論自《素問·脈要精微論》、《靈樞·五色》等發展而來,以面色之青赤,言語之多寡而辨之,較之後世以色(面色、膚色)、液(汗、痰、尿、便)、味(氣味、噯氣)、聲(呻吟、言語、歌哭)、形(神態、動作)等辨其寒熱真假,則尚古簡。

虛實大要論第八

提要:虛實,乃陰陽之體類。本篇統論虛實病證辨治總則,故題曰虛實大要論。

全文分五段：首論病之虛實應辨明屬臟屬腑，屬上屬下；次而分論臟虛、臟實，腑實、腑虛，上實、上虛，下實、下虛之病證脈候。

病有臟虛臟實，腑虛腑實，上虛上實，下虛下實，狀各不同，宜深消息[1]。

腸鳴氣走，足冷手寒，食不入胃，吐逆無時，皮毛憔悴，肌肉皴皴[2]，耳目昏寒，語聲破散，行步喘促，精神不收，此五臟之虛也。診其脈，舉指而活[3]，按之而微，看在何部，以斷[4]其臟也。又，按之沉、小、弱、微、短、澀、軟、濡，俱為臟虛也。虛則補益，治之常情耳。飲食過多，大小便難，胸膈滿悶，肢節疼痛，身體沉重，頭目昏眩，唇舌[5]腫脹，咽喉閉塞，腸中氣急，皮肉不仁，暴生喘乏，偶作寒熱，瘡疽並起，悲喜時來，或自痿弱，或自高強，氣不舒暢，血不流通，此臟之實也。診其脈，舉按俱盛者，實也。又，長、浮、數、疾、洪、緊、弦、大，俱曰實也。看在何經，而斷其臟也。

頭疼目赤，皮熱骨寒，手足舒緩，血氣壅塞，丹瘤更生，咽喉腫痛，輕按之痛，重按之快，食飲如故，曰腑實也。診其脈，浮而實大者是也。皮膚搔癢，肌肉䐜脹，食飲不化，大便滑而不止。診其脈，輕手按之得滑，重手按之得平，此乃腑虛也。看在何經，而正[6]其時[7]也。

胸膈痞滿，頭目碎痛，食飲不下，腦項昏重，咽喉不利，涕唾稠黏。診其脈，左右寸口沉結實大者，上實也。頰赤心忪[8]，舉動顫慄，語聲嘶嗄[9]，唇焦口乾，喘乏無力，面少顏色，頤頷腫滿。診其左右寸脈弱而微者，上虛也。

大小便難,飲食如故,腰腳沉重,臍腹疼痛,診其左右手脈,尺中脈伏而澀者,下實也。大小便難,飲食進退^{〔10〕},腰腳沉重,如坐水中,行步艱難,氣上奔衝,夢寐危險。診其左右尺中脈滑而澀^{〔11〕}者,下虛也。病人脈微、澀、短、小,俱屬下虛也。

〔1〕消息 猶言推敲、斟酌。

〔2〕皺皴(zhòu cūn 宙村) 謂肌膚因寒冷乾燥而起褶開裂。

〔3〕活 猶言滑利不滯。

〔4〕斷 決斷。《禮記·樂記》:"臨事而屢斷。"注:"斷,猶決也。"

〔5〕舌 孫本脫,據徐本補。文例亦當如此。

〔6〕正 決,判定。《詩·大雅·文王有聲》:"維龜正之。"箋:"正,決也。"

〔7〕時 疑爲"腑"字之誤。徐本眉批云:"時當作腑。"

〔8〕忪(zhōng 中) 驚懼。《玉篇·心部》:"忪,驚也,惶遽也。"

〔9〕語聲嘶嗄(shà 霎) 聲音嘶啞。《金匱要略·百合狐蜮陰陽毒病證治》:"蝕於上部則聲嗄。"

〔10〕進退 猶言增減。

〔11〕脈滑而澀 醫統本注:"滑澀不兼見,當有誤。"可參。

按:虛實乃陰陽之體類,亦病之屬性。而虛實之辨,各家所據不同:或以正氣盛衰分,或以邪盛正衰分,或以病與不病分,或以氣血分,或以痼新分,或以寒熱分,或以結散分,或以壅陷分,或以動靜分,或以順逆分,未能劃一。本論以陰陽之病證、以臟腑上下之部位分屬虛實之證候,並於茲後分篇論述每一臟腑之寒熱虛實,脈絡分明,要而不繁。

上篇論"寒熱"與本篇論"虛實",爲第二十一論至三十二論立綱,故此篇實乃《中藏經》論病機四大要則之二。

上下不寧論第九

提要：上下，乃陰陽之所從。本篇以脾病為例統論一臟受病則上（母臟）下（子臟）氣血不和之大要，故題曰上下不寧論。

全文分兩段：首以陰陽氣血論一臟受病則上下不寧；次以五行生克論一臟受病則上下不寧。

脾病者，上下不寧。何謂也？脾上有心之母，下有肺之子。心者，血也，屬陰；肺者，氣也，屬陽。脾病則上母不寧，母不寧則為陰不足也。陰不足，則發熱。又脾病則下子不寧，子不寧則為陽不足也。陽不足，則發寒。脾病則血氣俱不寧，血氣不寧，則寒熱往來，無有休息，故脾[1]如瘧也。

謂[2]脾者，土也；心者，火也；肺者，金也。火生土，土生金，故曰上有心母，下有肺子，脾居其中，病則如斯耳。他臟上下，皆法於此也。

〔1〕脾　此下疑脫"病"字。醫統本、周本均注云："脾如當作如脾"；又寬保本、徐本均注云："脾當作病"。可參。

〔2〕謂　此上疑有脫文。

按：上下乃陰陽之所從，亦病機變化之位。本論以《內經》五行學說解釋病機，以脾臟上有心之母，下有肺之子為例，論證一臟受病則累及他臟，謂一臟不安，則上下（母子）不寧，由是則初示五臟相關之整體觀。

本論以《內經》五行學說解釋五臟相關，用以釋明病機，故為全書各臟腑病機論述立綱，實乃《中藏經》論病機之四大要則之三。

脈要論第十

提要：本論在闡釋天地、陰陽、寒熱、虛實、上下之宏旨後，總論診脈之大綱，故題曰脈要論。

全文分三段：首以氣血、身形、生性論脈之順逆；次以諸脈所因及陰陽所屬論脈之順逆；然後以數脈爲例論診脈之大要。

脈者，乃氣血之先[1]也。氣血盛則脈盛，氣血衰則脈衰；氣血熱則脈數，氣血寒則脈遲；氣血微則脈弱，氣血平則脈緩。又長人脈長，短人脈短；<small>趙寫本起性急則脈急。</small>性急則脈急，性緩則脈緩。反此者逆，順此者從也。

又諸數爲熱，諸遲爲寒，諸緊爲痛，諸浮爲風，諸滑爲虛，諸伏爲聚，諸長爲實，諸短爲虛。又短、澀、沉、遲、伏，皆屬陰；數、滑、長、浮、緊，皆屬陽。陰得陰者從，陽得陽者順，違之者逆。

陰陽消息[2]，以經而處之[3]。假令數在左手[4]，得之浮者，熱入小腸；得之沉者，熱入於心。餘皆仿此。

〔1〕先　前導。《周禮·夏官·大司馬》："右秉鉞以先。"注："先猶道(導)也。"

〔2〕消息　猶言消長，即生死盛衰。《昭明文選·七發》："從容猗靡，消息陰陽。"注："善曰：消，滅也；息，生也。"

〔3〕以經而處之　謂憑脈而斷定其盛衰生死。處(chǔ杵)，定也。《國語·晉語一》："蚤處之。"注："處，定也。"

〔4〕手　寬保本、徐本均作"寸"，疑是。

按：脈象乃氣血盛衰之象，本論以氣血之盛、衰、微、平、寒、熱以論脈象，並以身形之長短，生性之緩急以論脈之因人而異，此則明示診脈之大要矣。

根據脈象以診察疾病、決斷生死,乃《中藏經》特色之一,故本論爲論病機四大要則之四。

五色—作絕脈論第十一

提要:本篇論述以五色五脈斷定"五絕"而診斷生死之基本方法,故題曰五色脈論。

全文分兩段:首論五色、五脈互見以斷五絕,次論五絕當其時與否及五色、五脈不互見之診法。

面青,無右關脈者,脾絕也;面赤,無右寸脈者,肺絕也;面白,無左關脈者,肝絕也;面黃,無左尺脈者,腎絕也;面黑,無左寸脈者,心絕也。五絕者死。

夫五絕當時即死[1],非其時則半歲死。然五色雖見,而五脈[2]不見,即非病者矣。以下趙寫本缺。

〔1〕當時即死 謂適逢其"所不勝"之時令則難治。如病在肺,面赤,無右寸脈,則爲脈絕。肺應秋,屬金。若適逢肺絕在夏,則爲其所不勝之時令,即死。參見《素問·藏氣法時論》。

〔2〕五脈 指五臟絕脈。

按:臨證當辨之病勢者,平、病、絕(死)也。前篇論脈之順逆,即憑脈以斷平、病;本篇繼而憑脈以斷其絕也。合而觀之,此兩篇則爲《中藏經》論脈診之總綱,乃憑脈以斷平、病、絕也。

醫者臨證,固需望聞問切,彼此參伍,而憑脈辨證尤須脈證相符。不然,則當舍證從脈或舍脈從證,此乃診機之至要。然而,何以定相符,何以定舍從? 本論以五色、五脈、時氣三者爲憑依以斷之。色絕脈絕者死,即面青(當青如草茲)爲脾絕之色;無右關脈爲脾絕之脈,色脈雙絕,則死(餘皆仿此)。但若五色雖見,五脈不見,即色青而有右關脈者,則爲色絕而脈不絕,即非病者矣。即使色脈並絕,尚需視其適逢該臟氣所不勝之時與否。此則以診脈爲主,參以望色、察時氣而決也。蓋一脈非主一病,一病非示一脈,如何求其脈證相符或定脈證之從舍,實應據色、脈、時三者相應與否而明辨。

中醫四診,源於大量臨床實踐,爲憑依客觀感知,結合主觀思辨之科學總結。然而,四診之中,受後世非難者以脈診爲最。今返觀仲景《傷寒》、《金匱》及本書,乃至《脈經》,則可明見:漢魏之際,實爲脈學發展之頂峰時期,自此而降,脈診或淹滯、或散漫、或流於形式矣。本論以色、脈、時括其脈診之精要,雖言之甚簡,然亦發人深省。

或曰:《難經》以切脈居四診之末,而《中藏經》首重脈診,何也?蓋脈診乃四診中最難精究者,使其居四診之末,固有深意存焉;然脈診之理至精至妙,確爲診斷之首要,故《中藏經》明古人之隱衷而揭診法之真昧,首重脈診也。

脈病外內證決論第十二

提要: 本論由脈及證,以脈證決內外諸候之生死,故題曰脈病外內證決論。

全文分三段:首論病風、氣、勞、腸澼、熱、寒者之脈證以決生死;次論陽病、久(陰)病脈證以決生死;末論陽病陰證、陰病陽證之順逆生死。

病風人,脈緊[1]、數、浮、沉,有[2]汗出不止,呼吸有聲者死;不然則生。病氣人,一身悉腫,四肢不收,喘無時,厥逆不溫[3],脈候沉小者死;浮大者生。病勞人,脫肛,骨肉相失[4],聲散,嘔血,陽事不禁,夢寐交侵[5],呼吸不相從[6],晝涼夜熱者死;吐膿血者亦死;其脈不數,有根蒂者,及頰不赤者生。病腸澼者,下膿血,病人脈急,皮熱,食不入,腹脹目瞪者死;或一身厥冷,脈沉細而不生[7]者亦死;食如故,脈沉浮有力而不絶者生。病熱人,四肢厥,脈弱,不欲見人,食不入,利下不止者死;食入,四肢溫,脈大,語狂,無睡者生。病寒人,狂言不寐,身冷,脈數,喘息,目直[8]者死;脈有力而不喘者生。

陽病人,此篇精神顛倒已上趙寫本亦缺。精神顛倒,寐而不醒,言語失次,脈候浮沉有力者生;無力及食不入胃,下利不定[9]者死;久[10]病人,脈大身瘦,食不充腸,言如不病,坐臥困頓者死;若飲食進退,脈小而有力,言語輕嘶,額無黑氣,大便結澀者生。

大凡陽病陰證,陰病陽證,身瘦脈大,肥人脈衰,上下交變,陰陽顛倒,冷熱相乘[11],皆屬不吉。從者生,逆者死。治療之法,宜深消息。

〔1〕緊　孫本作“腎”,形近之誤。據瓚本、醫統本、寬保本改。

〔2〕有　疑爲“又”字,因音近而誤。

〔3〕溫　孫本作“溼”,形近之誤。據瓚本改。

〔4〕骨肉相失　瘦削貌。《素問·玉機真藏論》:“大骨枯槁,大肉陷下。”

〔5〕陽事不禁,夢寐交侵　謂遺精、滑精不止,有夢無夢,交相滑泄。

〔6〕呼吸不相從　氣短貌,謂呼吸不相隨行。

〔7〕不生　猶言不能顯出。《易·觀卦》:“上九,觀其生。”注:“生,猶動出也。”

〔8〕目直　呆視貌。

〔9〕定　止。《詩·小雅·節南山》:“亂靡有定。”箋:“定,止。”

〔10〕久　疑爲“陰”字之誤。

〔11〕冷熱相乘　猶言寒熱交加。《淮南子·氾論訓》:“強弱相乘。”注:

"乘,加也。"

按:本論爲《中藏經》自脈及證之過渡篇,自此篇以下,即論諸證矣。

脈證合參,生死可判;脈證分視,吉凶難明。故本篇概述外感內傷諸證皆以脈證合參決其生死。然一病有多證多脈,一證亦有多症多脈,如何方可攝其要領?論中歸結爲陰陽病證與形脈之順逆,凡陽病陰證,陰病陽證,上下交變,陰陽顛倒,冷熱相乘,皆可謂陰陽病證不相符,是爲逆;凡身瘦脈大,肥人脈衰,可謂形脈不相符,亦爲逆。反此者,則爲順。

本篇所列病風人,病氣人,病勞人,病腸澼者,病熱人,病寒人之風、氣、勞、腸澼、熱、寒均爲古病名,出自《素問·至真要大論》等篇,但所述脈證似有不全,且其次第欠明,故可僅視爲舉例,或疑有脫漏及錯簡,姑記以備考。

生死要論第十三

提示:本篇論突變脈候以預斷生死之要訣,故題曰生死要論。

全文分兩段:首列無病者之突變脈證十二以斷其死候,即從色、性、聲、氣、體、目、耳、形、膚、大小便、脈、神十二變以決之。次則究明上述諸變之因,結論爲內氣先盡,即謂十二變乃臟腑之氣已先絕而形諸外者也,故可據之以決生死矣。

凡不病而五行[1]絕者死,不病而性變[2]者死,不病而暴語妄者死,不病而暴不語者死,不病而暴喘促者死,不病而暴強厥一作中。者死,不病而暴目盲者死,不病而暴耳聾者死,不病而暴痿緩者死,不病而暴腫滿者死,不病而暴大小便結者死,不病而暴無脈者死,不病而暴昏冒[3]如醉者死。

此皆内氣先盡—作絶。故也。逆者即死,順者二年,無有生者也。

〔1〕五行　謂五種見知當死之色。即肝(木)色青、心(火)色赤、脾(土)色黃、肺(金)色白、腎(水)色黑。《素問·五藏生成》曰:"色見青如草兹者死,黃如枳實者死,黑如炲者死,赤如衃血者死,白如枯骨者死,此五色之見死也。"

〔2〕性變　謂性格改變。《論衡·初稟》:"性,生而然者也。"

〔3〕昏冒　猶言昏悶。《素問·玉機真藏論》:"忽忽眩冒而顛疾。"注:"冒,謂冒悶也。"

按:通觀全書,《中藏經》實以決順逆生死爲第一要旨,由此權衡當治不當治,可治不可治,因而平與病、常與變、生與死當明辨之,故以本篇所論平人暴病列爲論"證"之先。

有諸内必形諸外,内氣先盡則平人必暴病。暴病當絶與否,則決定於内氣先盡與否,本論所列十二變,除五行絶、性變爲綱領外,其餘十變爲五藏氣絶之見證。

性變之説罕見;列爲不病暴絶之首證則更屬罕見。究其源,則始於《靈樞·本神》:"怵惕思慮者則傷神,神傷則恐懼流淫不止,因悲哀動中,竭絶而失生。喜樂者,神憚散而不藏。憂愁者,氣閉塞而不行。盛怒者,迷惑而不治。恐懼者,神蕩憚而不收。"故性變者,乃神已傷也。由是,凡素喜者不喜,素嗜者不嗜,素惡者不惡,素懼者不懼,素憂者不憂,素樂行者不樂行等等,皆性變之謂也。

病有災怪論第十四

提要:災者,敗損也;怪者,變異也。本篇述病證敗損變異之象且考究其因,故題曰病有災怪論。

全文分兩段：首從病者應寒、應熱、應吐、應瀉、應汗、應語、應寐、應飲八方面之反常歸結爲災怪；次則究其因，並以脈斷之。

病有災怪，何謂也？病者應寒而反熱，應熱而反寒，應吐而不吐，應瀉而不瀉，應汗而不汗，應語而不語，應寐而不寐，應水[1]而不水，皆屬災怪也。

此乃五臟之氣不相隨從[2]而致之矣。四逆[3]者不治。四逆者，謂主客運氣俱不得時[4]也。

〔1〕水　猶言飲水。

〔2〕五臟之氣不相隨從　謂五臟之氣不能循時序而順傳。《素問‧玉機真藏論》云：「四時之序，逆從之變異也。」可互參。

〔3〕四逆　謂逆四時之脈。《素問‧玉機真藏論》云：「脈逆四時，爲不可治。」「所謂逆四時者，春得肺脈，夏得腎脈，秋得心脈，冬得脾脈，其至皆懸絶沉澀者，命曰逆四時。未有藏形，於春夏而脈澀，秋冬而脈浮大，名曰逆四時也。」

〔4〕主客運氣俱不得時　謂主氣、客氣、運氣不與四時之氣相得。《素問‧五運行大論》云：「從其氣則和，違其氣則病，不當其位者病，迭移其位者病，失守其位者危。」其脈則爲逆四時之脈，即如《素問‧至真要大論》云：「厥陰之至其脈弦，少陰之至其脈鉤，太陰之至其脈沉，少陽之至大而浮，陽明之至短而澀，太陽之至大而長。至而和則平，至而甚則病，至而反則病，至而不至者病，未至而至者病，陰陽易者危。」

按：醫者貴在知常達變，本篇從常見證之變異，辨析臟氣不相隨從，誠啟達變之思。

本篇結論中之四逆，源於《素問‧玉機真藏論》，乃逆四時之脈也。然言主客運氣俱不得時，則可見五運六氣學說滲入《中藏經》之端倪。

水法有六論第十五

提要：本篇論治法之一：水法。六腑爲陽，火亦爲陽，而"陽之盛也，陰必不盈"，治法大要當爲"陰不足則濟之以水母"，遂以"水法"括之，故題曰水法有六論。

全文分兩段：首論生於六腑之陽證症狀；次論其治療大法。

病起於六腑者，陽之系也。陽之發[1]也，或上或下，或内或外，或畜[2]在中。行之極[3]也，有能歌笑者，有能悲泣者，有能奔走者，有能呻吟者，有自委曲[4]者，有自高賢者，有寤而不寐者，有寐而不寤者，有能食而不便利者，有不能食而便自利者，有能言而聲清者，有不能言而聲昧者，狀各不同，皆生六腑也。

喜其通者，因以通之；喜其塞者，因以塞之；喜其水者，以水濟之；喜其冰者，以冰助之。病者之樂，慎[5]勿違背，亦不可强抑之也。如此從順，則十生其十，百生其百，疾無不愈矣。

〔1〕陽之發　謂因陽邪而發病。

〔2〕畜　積聚。《易·小畜·釋文》："畜，積也，聚也。"

〔3〕行之極　謂發展至極，此即指陽明實證。

〔4〕委曲　卑下貌。

〔5〕慎　孫本作"孝宗廟諱"。今恢復本字。

按：水法者，以水濟陰之不足也。水爲陰，寒爲陰。水法乃以寒治熱，然亦包括"壯水之主，以制陽光"之意，統言濟之以水耳。

逆者正治，從者反治。逆者正也，反即從也，是則因其病之寒熱虛實而言，蓋寒熱虛實有真假也。本篇所謂從、順者，乃以病者所欲而言耳。故曰"病者之樂，慎勿違背，亦不可强抑之也"。究其大皆,旨屬正治之法,而以病者之喜樂辨其寒熱虛實之真假。舉如大實有羸狀而病者喜其通則通之,至虛有盛候而病者喜其塞則塞之;真熱假寒而病者喜水者以水濟之,喜其冰者以冰助之。

本篇所列之證候,皆爲六腑所系。然亦有是證並非唯六腑所系者。因本書以陰陽類證,以臟腑之證系陰陽,以水火爲陰陽之徵兆而分述治法,此種分類究屬粗略,然亦顯其簡樸矣。

火法有五論第十六

提要:本篇論治法之二:火法。蓋五臟爲陰,水亦爲陰,而陰之盛也,陽必不足,治法大要當爲陽不足則助之以火精,遂以"火法"括之,故題曰火法有五論。

全文分三段:首論生於五臟之陰證症狀;次論治療大法及其原理;末述水火之法乃陰陽大法。

病起於五臟者,皆陰之[1]屬也。其發也,或偏枯,或痿躄[2],或外寒而內熱,或外熱而內寒,或心腹膨脹,或手足拳攣,或口眼不正,或皮膚不仁,或行步艱難,或身體強硬,或吐瀉不息,或疼痛不寧,或暴無語,或久無音,絲絲默默[3],狀若死人。如斯之候,備出於陰。

陰之盛也,陽必不足;陽之盛也,陰必不盈。故前論云:陽不足則助之以火精,陰不足則濟之以水母者是也。故喜其汗者汗之,喜其溫者溫之,喜其熱者熱之,喜其火者火之,喜其湯者湯之。溫[4]熱湯火,亦在其宜,慎[5]勿強之。如是,則萬全其萬。

水火之法,真陰陽[6]也。治救之道,當詳明矣。

〔1〕之　趙本此下有"所"字。義長。

〔2〕躄(bì 畢)　瘸而難行。《廣韻·昔第二十二》:"躄,跛。躄,《説文》

作壁,人不能行也。"

〔3〕緜緜默默　虛弱無力、寂静無聲貌。此謂不語不食微微似有一絲氣息之狀。《素問·脈要精微論》:"(脈)綿綿其去如弦絶。"王冰注:"綿綿言微微似有而不甚應手也。"又,《金匱要略·百合狐蜃陰陽毒病證治》:"意欲食,復不能食,常默默。"

〔4〕温　寬保本此上有"汗"字。

〔5〕慎　孫本作"孝宗廟諱",今恢復本字。

〔6〕水火之法,真陰陽也　謂水火之法爲濟陰助陽之真正大法。

按:論治病大法以數語括之而挈其綱領者,由來尚矣。自《内經》始,即别陰陽,分標本,定逆從,明正反,論補瀉,扶正、祛邪。金元則有張子和以汗、吐、下三法賅之。至明代,張景岳則列補、和、攻、散、寒、熱、因、固之新方與古方八陣。程國彭則歸結爲汗、吐、下、和、温、清、消、補八法。可謂臚列詳明矣。然以水法、火法統括者,則明載於《中藏經》,故此前後聯袂之篇,實爲本書論治法之大要。

既以水、火二法而立論,則必以陰陽而分證,然陰陽有顯晦,寒熱有真假,故水火二法既包括正治,亦包括反治。

風中有五生死論第十七

提要:本篇以風中於五臟之脈候決生死,並論其病因與治法,故題之曰風中有五生死論。爲本書總論病因之首。

全文分兩大部分:第一部分首先分述風中於五臟之不同症狀,並論中風脈候,決生死。第二部分論風病之成因及諸脈候。

風中有五者,謂肝、心、脾、肺、腎也。五臟之中,其言生死,狀各不同。

心風之狀一作候。:汗自出而好偃[1],仰卧不可轉側,言語狂妄。若脣正赤者生,宜於心俞灸之;若脣面或青或黃,或白或黑,其色不定,眼眴動不休者,心絕也,不可救,過五六日即死耳。

肝風之狀:青色圍目連額上,但坐不得倨僂[2]者可治;若喘而目直視,脣面俱青者死。肝風宜於肝俞灸之。

脾風之[3]狀:一身通黃,腹大而滿,不嗜食,四肢不收持。若手足未青而面黃者可治,不然即死。脾風宜於脾俞灸之。

腎風之狀:但踞坐,而腰腳重痛也。視其脇下,未生黃點者可治,不然即死矣。腎風宜灸腎俞穴也。

肺風之狀:胸中氣滿,冒昧[4],汗出,鼻不聞香臭,喘而不得臥者可治;若失血及妄語者不可治,七八日死。肺風宜於肺俞灸之。

凡診其脈,滑而散者風也。緩而大,浮而緊,一作虛。軟而弱,皆屬風也。

中風之病,鼻下赤黑相兼,吐沫而身直者,七日死也。又中風之病,口噤筋急,脈遲者生,脈急而數者死。

又,心脾俱中風,則舌強不能言也;肝腎俱中風,則手足不遂也。

風之厥[5],皆由於四時不從之氣,故爲病焉。有癮疹者,有偏枯者,有失音者,有歷節者,有癲厥者,有疼痛者,有聾瞽者,有瘡癩[6]者,有脹滿者,有喘乏者,有赤白[7]者,有青黑[8]者,有瘙癢者,有狂妄者,皆起於風也。

其脈浮虛者,自虛而得之;實大者,自實而得之;弦緊者,汗出而得之;喘乏者,飲酒而得之;癲厥者,自勞而得之;手足不遂[9]者,言語蹇澀者,房中而得之;癮瘲者,自痹〔10〕一作卑。濕而得之；歷節疼痛者，因醉犯房而得之；聾瞽瘡癩者，自五味飲食冒犯禁忌而得之。千端萬狀，莫離於五臟六腑而生矣。所使之候，配以此耳。

〔1〕偃(yǎn 演)　僵卧。《説文·人部》：“偃，僵也。”

〔2〕倨僂(jù lǔ 句旅)　謂屈背曲腳也。“倨”假借爲“踞”。《漢書·陳餘傳》：“高祖箕踞罵詈。”注：“師古曰：箕踞者，謂屈兩腳，其形如箕。”僂，《説文·人部》：“厄也。或言背僂。”《廣雅·釋詁一》：“僂，曲也。”

〔3〕之　孫本無。據瓚本、寬保本補。依上下語例亦當如此。

〔4〕冒昧(mào mèi 帽妹)　頭暈目眩貌。《説文·月部》：“冒，冢而前也。從月目。”段注：“月目者，若無所見也。”又《説文·日部》“昧，一曰闇也。”段注：“闇者，閉門也，閉門則光不明。”引申之爲昏悶不明。

〔5〕風之厥　猶言逆時之風，即風邪。

〔6〕癩(lài 賴)　瘡瘍類惡疾。

〔7〕赤白　指病人眼下及鼻部人中左右所呈之赤白色。《諸病源候論·風病諸候·風癔候》：“眼下及鼻人中左右白者可治，一黑一赤，吐沫者，不可治。”

〔8〕青黑　指病人眼下及鼻部人中左右所見之青黑色也。

〔9〕遂　孫本作“中”，據本篇上文及寬保本改。

〔10〕痹　疑爲“卑”字之誤，參見原文小注。

按：本篇總論外邪之爲病，其因以風賅之。蓋風爲百病之長，六氣之中，惟風能兼五氣而傷人。由此觀之，本論以風賅外因，實本於《內經》之旨。

病因之説，固始自《內經》，而代有發揮，迨至陳言則界劃爲三，幾成定論。今以本論返觀之，則《中藏經》之論誠爲古樸。

論中所謂“風之厥”者，非後世所言風厥之證，乃謂風邪爲病皆由四時不正之氣，即逆時之風也。

積聚癥瘕雜蟲論第十八

提要:本篇論積、聚、癥、瘕、雜蟲之爲病,並定其病名,故題曰積聚癥瘕雜蟲論。爲本書總論病因之二。

全篇分兩大部分:第一部分首先論積聚癥瘕雜蟲之成因,次則論及各有所系屬,即積系於臟,聚系於腑,癥系於血,瘕系於氣,蟲乃血氣食物相感而化生。第二部分則分別定其名,並指出"爲病之説,出於諸論;治療之法,皆具於後。"蓋本篇爲總論積聚癥瘕雜蟲耳。

積聚癥瘕雜蟲者,皆五臟六腑真氣失而邪氣併,遂乃生焉。

久之不除也,或積或聚,或癥或瘕,或變爲蟲,其狀各異。有能害人者,有不能害人者,有爲病緩者,有爲病速者,有疼者,有癢者,有生頭足者,有如抔塊[1]者,勢類不同。蓋因内外相感,真邪相犯,氣血熏搏,交合而成也。

積者系於臟也,聚者系於腑也,癥者系於氣也,瘕者系於血[2]也,蟲者乃血氣食物相感而化也。

故積有五,聚有六,癥有十二,瘕有八,蟲有九,其名各不同也。積有心、肝、脾、肺、腎之五名[3]也。聚有大腸、小腸、膽、胃、膀胱、三焦之六名也;癥有勞、氣、冷、熱、虚、實、風、濕、食、藥、思、憂之十二名也;瘕有青、黄、燥、血、脂、狐、蛇、鱉之八名也;蟲有伏、蛇[4]、白、肉、肺、胃、赤、弱、蟯之九名也。

爲病之説,出於諸論;治療之法,皆具於後。

[1] 抔(pó 剖)塊　抔,孫本作"杯",形近之誤,據趙本改。抔塊,謂小包塊。《漢書·張釋之傳》:"愚民取長陵一抔土。"注:"師古曰,抔,謂手掬之,

今學者讀爲杯勺之杯,非也。”

〔2〕癥者系於氣也瘕者系於血　氣、血二字似宜互倒。

〔3〕之五名　孫本無,據寬保本補。依上下語例亦當如此。

〔4〕蛇　疑爲虵(同蛔)字之誤。

按:積聚癥瘕雜蟲之成因,本篇謂“皆五臟六腑真氣失而邪氣併,內外相感,真邪相犯,氣血熏搏,交合而成”,誠爲確論。

積聚癥瘕雜蟲之名,本論已次第列舉,而《諸病源候論》等書所列之名均有出入。蓋古人名病,或取其類,或象其形,如“虵”,有名爲長蟲,或名爲蛇者,當明辨之。

勞傷論第十九

提要:本篇論勞傷之成因、脈候及其預防大法,故題曰勞傷論。爲全書總論病因之三。

全文分三部分:第一部分先述勞傷之別,次以五臟、內外、榮衛分述其病因。第二部分論勞傷之傳變、證候及預防。第三部分論勞傷之脈象。

勞者,勞於神氣也;傷者,傷於形容也。

飢飽無度則傷脾,思慮過度則傷心,色慾過度則傷腎,起居過常[1]則傷肝,喜怒悲愁過度則傷肺。

又,風寒暑濕則傷於外,飢飽勞役則敗於內。晝感之則病榮,夜感之則病衛。榮衛經行,內外交運[2],而各從其晝夜[3]也。

勞[4]於一,一起爲二,二傳於三,三通於四,四干於五,五復犯一[5]。一至於五,邪乃深藏,真氣自失,使人肌肉消,神氣弱,飲食減,行步艱難。及其如此,雖司命亦不能生也。

故調神氣論[6]曰：調神氣，慎[7]酒色，節起居，省思慮，薄滋味者，長生之大端也。

診其脈，甚數一作數甚，餘下仿此。甚急、甚細、甚弱、甚微、甚澀、甚滑、甚短、甚長、甚浮、甚沉、甚緊、甚弦、甚洪、甚實，皆生於勞傷。

〔1〕常 寬保本作“度”。可參。

〔2〕榮衛經行，內外交運 謂榮血衛氣循經脈而行，榮行脈中，衛行脈外，內外交相運行。《靈樞·營衛生會》：“清者爲營，濁者爲衛。營行脈中，衛行脈外，營周不休，五十而復大會。陰陽相貫，如環無端。”

〔3〕各從其晝夜 謂營衛之氣各依其起止常度分晝夜運行。《靈樞·營衛生會》：“衛氣行於陰二十五度，行於陽二十五度，分爲晝夜，故氣至陽而起，至陰而止。”

〔4〕勞 趙本此上有“始”字。疑是。

〔5〕五復犯一 謂病傳於第五臟之後即反傳始病之臟。文中所列序數並非確指某數爲某臟，例如病始於肺，則肺爲“一”，心爲“五”，餘皆仿此，故其數乃示傳變之次第也。《素問·玉機真藏論》云：“五臟相通，移皆有次，五臟有病，則各傳其所勝。”“故病有五，五五二十五變，及其傳化。”

〔6〕調神氣論 《內經》及本書無此篇目。即《素問·四氣調神大論》中亦無此段文字，姑存疑。

〔7〕慎 孫本作“孝宗廟諱”，今恢復本字。

按：飲食、男女、起居、情志，乃人生之常，過則爲患矣。故本論謂“飢飽無度則傷脾，思慮過度則傷心，色慾過度則傷腎，起居過常則傷肝，喜怒悲愁過度則傷肺”，甚爲精審，較之以五主五合之推論，則更符五臟功能。

本篇與前兩篇合而爲本書之病因總論。所言“風寒暑濕則傷於外，飢飽勞役則敗於內”即可明見微旨。由是可知，三因界劃，至《中藏經》已具雛形矣。

傳尸論第二十

提要：本篇論傳尸之成因及證候，故題曰傳尸論。爲全書總論之終篇。

全文分三部分：第一部分概述傳尸成因。第二部分列述傳尸之證候。第三部分論傳尸病名之由來。

傳尸[1]著，非一門相染而成也。人之血氣衰弱，臟腑虛羸，中於鬼氣，因感其邪，遂成其疾也。

其候：或咳嗽不已，或胸膈妨[2]悶，或肢體疼痛，或肌膚消瘦，或飲食不入，或吐利不定，或吐膿血，或嗜水漿，或好歌詠，或愛悲愁，或癲風—作狂。發歇，或便溺艱難。

或因酒食而遇，或因風雨而來，或問病弔喪而得，或朝走暮遊而逢，或因氣聚，或因血行，或露臥於田野，或偶會於園林。鍾[3]此病死之氣，染而爲疾，故曰傳尸也。治療之方，備於篇末。

〔1〕傳尸　即“癆瘵”，又稱“肺癆病”。

〔2〕妨　寬保本作“脹”，義長。妨，猶言閉阻。

〔3〕鍾　當也，猶言遇上。《文選·鮑照·舞鶴賦》：“鍾浮曠之藻質。”注：“善曰：鍾，當也。”

按：傳尸，爲虛勞證中之最劇者，其變化尤多，或云二十二種，或云三十六種，實乃古代未能究明之結核類傳染病也。

傳尸由何而生？歷代認識不一。本論責之血氣衰弱，臟腑虛羸，又遇病死之氣，染而爲疾。此乃古人早知傳染之爲患之明證。

自人法於天地論第一至本論共二十篇，爲《中藏經》之總論部分，故若以內容區劃，則應以此篇爲第一卷之終。

論五臟六腑虛實寒熱生死逆順之法第二十一

提要：本篇至第三十二論，凡十二篇，乃五臟六腑虛實寒熱脈
證及決生死逆順法之專論，首創臟腑辨證"八綱"。此爲總領之
說，故題曰論五臟六腑虛實寒熱生死逆順之法。

全文分兩段：首言五臟六腑之常變皆賴診察形證脈氣而知
之；次述調之使平之大法，並言各臟腑之脈證附後，以示此篇爲總
說，統領餘下之十一篇也。

夫人有五臟六腑、虛、實、寒、熱、生、死、逆、順，皆見
於形證脈氣。若非診察，無由識也。

虛則補之，實則瀉之，寒則溫之，熱則涼之，不虛不實，
以經調之[1]，此乃良醫之大法也。其於脈證，具如篇末。

〔1〕以經調之　謂從各臟腑所屬之本經取治，調之使平。

按：辨證論治，首宗八綱。蓋陰陽者，病類也；寒熱者，病機也；
表裏者，病位也；虛實者，病性也。五臟六腑之病則在裏，臟腑不
能言，逆順生死當決之於形證脈氣是也。然則寒熱乃陰陽所化，
識寒熱則溫涼爲用；虛實乃陰陽所鍾，辨虛實則補瀉可施；非虛非
實，半虛半實，當從本經取治，調之使平。故虛實寒熱生死逆順，
乃開創臟腑辨證之"八綱"也。此誠大法，非謂言之簡樸，實可執
簡以馭繁矣。

考本篇之旨，實源自《靈樞·經脈》，撮其十一段之要義成篇
而總領之，然後依原經十一段而分爲十一篇，逐一闡發之，掘其蘊
義，發其隱微，振裘挈領。

論肝臟虛實寒熱生死逆順脈證之法第二十二

提要：本篇論肝臟之病證脈候及決生死逆順之法，爲分論臟

腑病證第一篇,故題曰論肝臟虛實寒熱生死逆順脈證之法。

　　全文分兩部分:第一部分概說肝臟生理、平病脈象及肝病虛實脈象所主證候。第二部分詳論肝之實、虛、積、寒、熱、虛冷諸病候及決生死法。

　　肝者,與膽爲表裏,足厥陰少陽是其經也。王於春,春乃萬物之始生,其氣嫩而軟,虛而寬,故其脈弦。軟不可發汗,弱則不可下。弦長曰平[1],反此曰病。

　　脈虛而弦,是謂太過,病在外。太過則令人善忘,忽忽[2]眩冒。實而微,是謂不及,病在内。不及則令人胸痛,引兩脇脹滿。

　　大凡肝實則引兩脇下痛、引[3]小腹,令人本無此五字。喜怒;虛則如人將捕之;其氣逆,則頭痛、耳聾、頰赤。一作腫。其脈沉之而急,浮之[4]亦然,主脇肋一作支。滿,小便難,頭痛,目眩。其脈急甚,惡言;微急,氣在胸脇下;緩甚,嘔逆;微緩,水痹[5];大急,内癰吐血;微大,筋痹[6];小甚,多飲;微大,本作小。消癉;本作痹。滑甚,癩疝;微滑,遺溺;澀甚,流飲[7];微澀,瘈攣變也。本無此二字。

　　又,肝之積氣在脇,久不去[8],發爲咳逆,或爲痎瘧也。虛則夢花草茸茸,實則夢山林茂盛。肝之病,旦喜[9],一作慧。晚甚,夜静。肝病則頭痛、脇痛,本無此二字。目眩、肢[10]滿、囊縮、小便不通,一作利。十日死。又身熱惡寒,四肢不舉,其脈當弦長而急,反短而澀,乃金克木也,十死不治。

　　又,肝中寒,則兩臂痛不能舉,舌本燥,多太息,胸中痛,不能轉側,其脈左關上遲而澀者,是也。

　　肝中熱,則喘滿而多怒,目疼,腹脹滿,不嗜食,所作不定,睡中驚悸,眼赤視不明,其脈左關陰實者,是也。

　　肝虛冷,則脇下堅痛、目盲、臂痛、發寒熱如瘧狀,不欲食,婦人則月水不來而氣急,其脈左關上沉而弱者,是也。

　〔1〕弦長曰平　謂弦長之脈爲肝之常脈。《素問·平人氣象論》:"平肝脈來,耍弱招招,如揭長竿末梢,曰肝平"。

　〔2〕忽忽　不清爽貌。《素問·玉機真藏論》:"(春脈)太過則令人善忘,忽忽眩冒而巔疾。"王冰注:"忽忽,不爽也。"

　〔3〕引　此上疑脫"痛"字。

　〔4〕浮之　寬保本作"浮而急"。可參。

　〔5〕水痹　謂水邪停滯閉阻而水道不通。《靈樞·邪氣藏府病形》作"水瘕痹"。可參。

　〔6〕筋痹　《靈樞·邪氣藏府病形》作"肝痹陰縮咳引小腹"。可參。

　〔7〕流飲　謂飲水多,水流走於腸胃之間,瀝瀝有聲。

　〔8〕去　孫本無,據醫統本補。

　〔9〕喜　疑爲"慧"字之誤,參見原文旁注。又,《靈樞·順氣一日分爲四時》:"旦慧、晝安、夕加、夜甚"。

　〔10〕肢　疑爲"腹"字之誤。

　　按:足厥陰肝爲風木之臟,喜條達而惡抑鬱,此皆以氣言也。本論闡明肝之生理及平人肝脈之象後,首以太過與不及,實與虛分論之,是謂挈其綱矣。氣鬱不舒,肝失條達,則爲太過,太過則實。其肝之積氣在脇久不去,肝中寒,肝中熱皆然,非可泥於"脈虛而弦是謂太過"。肝血虧虛則肝木失養,是謂不及,不及則虛,其肝虛冷皆屬。明乎此,則可知肝可補,補益其血也;肝可泄,疏泄其氣也。

論膽虛實寒熱生死逆順脈證之法第二十三

提要:膽與肝爲表裏,本篇論膽病之脈證,故題曰論膽虛實寒熱生死逆順脈證之法。

全文分兩部分:首述膽腑之生理;次論膽腑虛實寒熱生死逆順之脈證。

膽者,中正[1]之腑也,號曰將軍,決斷出焉,言能喜怒剛柔也。與肝爲表裏,足少陽是其經也。

虛則傷寒,寒則恐畏,頭眩不能獨臥;實則傷熱,熱則驚悸,精神不守,臥起不寧。

又,玄水[2]發,則其根在於膽,先從頭面起,腫至足也。

又,肝咳久不已,則傳邪入於膽,嘔清苦汁也。

又,膽病則喜太息,口苦,嘔清汁,一作宿汁。心中澹澹[3]恐,如人將捕之,咽中介介然[4]數唾。

又,膽脹則舌一作脇。下痛,口苦,太息也。邪氣客於膽,則夢鬬訟。其脈診在左手關上,浮而得之者,是其部也。

膽實熱,則精神不守。又膽熱,則多睡。膽冷,則無眠。

又,左關上脈,陽微者,膽虛也;陽數者,膽實也;陽虛者,膽絕也。

〔1〕中正　剛正果決。《素問·靈蘭秘典論》:"膽者,中正之官,決斷出焉。"王冰注:"剛正果決,故官爲中正;直而不疑,故決斷出焉。"

〔2〕玄水　謂病發於膽之水腫。參見本書"論水腫脈證生死候第四十三"。

〔3〕澹澹(dàn dàn 淡淡)　不安貌。《素問·至真要大論》:"心澹澹大動"。

〔4〕介介然　氣梗貌。《素問·咳論》:"心咳之狀,咳則心痛,喉中介介如梗狀。"楊上善注:"介介,喉中氣如梗也。"

按:本篇名曰"論膽虛實寒熱生死逆順之法",但通篇除言左關上脈"陽虛者膽絕"之外,無有斷生死逆順之語,疑有脫漏。

論心臟虛實寒熱生死逆順脈證之法第二十四

提要:本篇論心臟之脈候病證,故題曰論心臟虛實寒熱生死逆順脈證之法。

全文可分兩部分:首論心之生理;次論心臟虛實寒熱諸病及生死逆順脈證。

心者,五臟之尊號,帝王之稱也。與小腸爲表裏,神之所舍。又主於血,屬於火,王於夏,手少陰是其經也。

凡夏脈鈞,來盛去衰,故曰鈞。反此者病。來盛去亦盛,此爲太過,病在外;來衰去盛,此爲不及,病在內。太過則令人身熱而骨痛,口瘡,舌焦,引水;不及則令人煩躁,一作心。上爲咳唾,下爲氣洩。其脈來累累[1]如連珠,如循琅玕[2],曰平。脈來累累—本無此四字,却作"喘喘"。連屬,其中微曲,曰病。來前曲後倨[3],如操帶鈎,曰死。

又,思慮過多則怵惕,怵惕傷心,心傷則神失,神失則恐懼。

又,真心痛,手足寒,過節五寸,則旦得夕死,夕得旦死。

又,心有水氣則痹[4],氣滯身腫,不得卧,煩而躁,其陰腫也。

又,心中風,則翕翕[5]一作吸。發熱,不能行立,心中飢而不能食,食則吐嘔。

夏,心王。左手寸口脈洪、浮、大而散,曰平,反此則病。若沉而滑者,水來克火,十死不治;弦而長者,木來歸子,其病自愈;緩而大者,土來入火,爲微邪相干,無所害。

又,心病則胸中痛,四一作脇。肢滿脹,肩背臂膊皆痛。虛則多驚悸,惕惕然無眠,胸腹及腰背引痛,喜一作善。悲,時眩仆。心積氣久不去,則苦憂煩,心中痛。實則喜笑不息,夢火發。心氣盛,則夢喜笑及恐畏。邪氣客於心,則夢山丘煙火。心脹,則心煩短氣,夜臥不寧。心腹痛,懊憹,腫,氣來往上下行,痛有時休作,心腹中熱,喜水,涎出,是蚘蚑[6]蚘恐是蚘字,蚑恐是咬字。心也。心病則日中慧,夜半甚,平旦靜。

又,左手寸口脈大甚,則手內熱赤,一作服。腫太甚,則胸中滿而煩,澹澹,面赤,目黃也。

又,心病則先心痛,而咳不止,關膈[7]一作格。不通,身重不已,三日死。心虛則畏人,瞑目欲眠,精神不倚[8],魂魄妄亂。

心脈沉小而緊,浮,主氣喘[9]。若[10]心下氣堅實[11]不下,喜咽乾[12],手熱、煩滿、多忘、太息,此得之思慮太過也。其脈急[13]甚,則[14]發狂笑;微緩,則吐血;大甚,則喉閉;一作痹。微大,則心痛引背,善淚出;小甚,則噦;微小,則笑,消癉;一作痹。滑甚,則爲渴;微滑,則心疝引臍,腹一作腸。鳴;澀甚,則瘖不能言;微澀,則血溢,手足厥,耳鳴、癲疾。

又,心脈搏堅而長,主舌強不能語;一作言。軟而散,當懾怯不食也。又急甚則心疝,臍下有病形,煩悶少氣,大熱上煎。

又,心病狂言,汗出如珠,身厥冷,其脈當浮而大。反沉濡而滑,其[15]色當赤,今反黑者,水克火,十死不治。

又,心之積,沉之[16]而空空然,時上下往來無常處,病胸滿、悸,腰腹中熱,頰一作面。赤,咽乾,心煩,掌中熱,甚則嘔血,夏差本作春差。冬甚。宜急療之,止於旬日也。

又,赤黑色入口,必死也。面黃目赤者亦一作不。死,赤如衃血[17]亦死。

又,憂恚[18]思慮太過,心氣內索[19],其色反和而盛者,不出十日死。扁鵲曰:心絕則一日死。色見凶多,而人雖健敏,名爲行尸,一歲之中,禍必至矣。

又,其人語聲前寬而後急,後聲不接前聲,其聲濁惡,其口不正,冒昧喜笑,此風入心也。

又,心傷則心壞,爲水所乘,身體手足不遂,骨節解[20],舒緩不自由,下利無休息,此疾急宜治之,不過十日而亡也。

又,笑不待呻而復憂,此水乘火也。陰系於陽,陰起陽伏,伏則生熱,熱則生狂,冒昧妄亂,言語錯誤,不可採問,一作聞。心已損矣。扁鵲曰:其人唇口赤,即可治,青黑即死。

又,心瘧則先煩一作顫。而後渴,翕翕發熱也,其脈浮緊而大者,是也。心氣實,則小便不利,腹滿,身熱而重,溫溫欲吐,吐而不出,喘息急,不安臥,其脈左寸口與人迎皆實大者,是也。心虛則恐懼多驚,憂思不樂,胸腹中苦痛,言語戰慄,惡寒,恍惚,面赤目黃,喜衄血,診其脈,左右寸口兩虛而微者,是也。

〔1〕累累(léi léi 雷雷) 重迭連貫貌。《素問·平人氣象論》:"夫平心脈

來，累累如連珠，如循琅玕，曰心平。"王冰注："言脈滿而盛，微似珠形之中手。"

〔2〕琅玕(láng gān 狼甘)　如珠玉之美石。《説文·玉部》："琅玕，似珠者。"

〔3〕前曲後倨(jù 巨)　謂脈來上下如鈎而無柔和之意。《禮記·樂記》："倨中矩，勾中鈎。"注："倨，微曲也。"

〔4〕痹　趙本作"脾"。

〔5〕翕翕(xī xī 西西)　不安貌。《孫子·行軍》："諄諄翕翕。"注："賈林曰：翕翕，不安貌。"《金匱要略·五藏風寒積聚病脈證並治》："脾中風者，翕翕發熱，形如醉人。"

〔6〕蚑蚑(zhī 支)　孫本作"蚖蛟"，形近之誤。參見原文旁注。又考《千金要方》作"蚖咬"，而蛟爲"蚑"之誤，故改。蚑，蟲行貌。《説文·虫部》："蚑，徐行也，凡生之類行皆曰蚑"。

〔7〕關膈　謂大小便閉結之證候。《諸病源候論·關格大小便不通候》："關格者，大小便不通也。大便不通謂之内關，小便不通謂之外格；二便俱不通爲關格也。"

〔8〕倚　依附。《廣雅·釋詁四》："倚，依也。"

〔9〕浮主氣喘　醫統本作"浮之氣喘"。

〔10〕若　醫統本作"苦"，義長。

〔11〕實　醫統本作"食"，義長。

〔12〕乾　瓚本、寬保本作"唾"，可參。

〔13〕急　醫統本作"緩"。

〔14〕則　寬保本此下有"瘦瘀微急心中痛引腰背痛不下食太緩則"十七字，可參。

〔15〕其　孫本作"甚"，形近而誤。據醫統本、寬保本改。依"其脈"語例亦當如此。

〔16〕之　疑衍。

〔17〕衃(pēi胚)血　凝結之死血。《素問·五藏生成》:"赤如衃血者死。"
王冰注:"衃血,謂敗惡凝聚之血,色赤黑也。"

〔18〕恚(huì會)　《玉篇·心部》:"恚,恨怒也。"

〔19〕索　《廣雅·釋詁一》:"索,盡也。"

〔20〕解　通"懈"。

按: 本篇所論心臟病證及心病預後甚為突出。

論中述及心臟病證有:真心痛、心痹、心中風、心積氣、心脹
等。"心病則胸中痛",但痛在心且手足寒者為真心痛;兼見身腫、
陰腫,不得臥者為心痹;兼見發熱、心中飢而不能食,食則嘔吐者
為心中風;兼見苦憂煩或喜笑不息,或夢喜笑畏恐、山丘煙火者,
為心積氣;兼見心煩、短氣、夜臥不寧者,為心脹。凡此,本論皆
列舉精當。但亦有與他經不盡相同者,如述"心之積"則與《難
經·五十六難》所言"心之積,名曰伏梁,起臍上,大如臂,上至心
下,久不愈,令人病煩心"所述有異,庶可視為同名異病耳。

本論所言心病之預後,皆依五行生克規律定順逆。凡色脈與
證相生者為順,色脈與證相克者為逆。故臨證之用,不可拘泥。

本篇文字,諸本出入較多,而層次結構均同。所有衍、脫、誤、
闕雖一一校勘,但猶未盡意者,疑本篇前後錯簡,即"夏,心王"至
"無所害"疑在"手少陰是其經也"之下,繼之以"凡夏脈鉤",因
諸本同且無傷大旨,則姑錄之於此以備忘耳。

論小腸虛實寒熱生死逆順脈證之法第二十五

提要: 本篇論小腸之脈候病證,故題曰論小腸虛實寒熱生死
逆順脈證之法。

全文可分為兩部分:首論小腸之生理;次論小腸虛實寒熱諸

病之生死逆順脈證。

小腸者，受盛之腑也，與心爲表裏，手太陽是其經也。

心與一本無此二字。小腸絕者，六日死。絕則髮直如麻，汗出不已，不得屈伸者是也。

又，心咳本作病。久不已，本無此二字。則傳小腸，小腸咳，則氣咳俱出也。

小腸實則傷熱，熱則口生瘡。虛則生寒[1]，寒則泄膿血，或泄黑水。其根在小腸也。

又，小腸寒則下腫重，有熱久不出，則漸生痔疾。有積，則當暮發熱，明旦而止也。病氣，發則令人腰下重，食則窘迫而便難，是其候也。

小腸脹，則小腹䐜脹，引腹而痛也。

厥邪入小腸，則夢聚井邑[2]中，或咽痛頷腫，不可回首，肩如杖，一作拔。腳如折也。

又，黃帝曰：心者主也，神之舍也，其臟周[3]密而不傷。傷[4]，神去，神去則身亡矣。故人心多不病，病即死，不可治也。惟小腸受病多矣。

又，左手寸口陽絕者，無小腸脈也，六日死。病臍痹，小腹中有疝瘕也。左手寸口脈實大者，小腸實也。有熱邪，則小便赤澀。

又，實熱則口生瘡，身熱去來，心中煩滿，體重。

又，小腸主於舌之官也，和則能言，而機關利健，善別其味也。虛則左寸口脈浮而微軟弱，不禁按，病爲驚狂無所守，下空空然，不能語者，是也。

〔1〕生寒　寬保本作“傷寒。”可參。

〔2〕井邑（yì義）　猶言人口聚居之地。《周禮·地官·小司徒》：“乃經土

44

地,而井牧其田野。九夫爲井,四井爲邑。"

〔3〕周　疑爲"固"字之誤。寬保本、徐本有眉批云:"周當作固。"

〔4〕傷　此下疑脱"則"字。

按:本篇論小腸之主病,從心與小腸相表裏之生理功能,提出心多不病,惟小腸多受病之獨特觀點。故本論將絕則髮直如麻,汗出不已,不得屈伸等症狀統言爲心與小腸絕。又言小腸主於舌之官也,故將病則驚狂無所守,下空空然,不能語亦列爲小腸之主病,與《靈》《素》所言有别。其立論源出於《靈樞·本輸》及《素問·靈蘭秘典論》,但又有所創見,不限於受盛、傳化物,亦不限於舌乃心之苗,此則給後人以啓迪。尤其"心多不病,惟小腸多受病"已超越"心移熱於小腸"多矣。

論中所言"多泄黑水",其意未明。本書第四十三論有"黑水者,其根起於腎"、"裏水者,其根在小腸"之語,却爲論水腫者,非言泄下也。寬保本眉批曾列舉以資對照,然亦不可辨其是非。若以臨床所見測之,則以"黑水"爲是,熱入小腸,毒積腐壅,發而泄膿血,繼而爲醬色之"黑水"。姑存疑待考。

論脾臟虛實寒熱生死逆順脈證之法第二十六

提要:本篇論脾臟病候脈證,故題曰論脾臟虛實寒熱生死逆順脈證之法。

全文可分爲兩部分:首論脾之生理及脾臟病候脈證之大略;次論脾病諸證脈候之生死逆順。

脾者,土也,諫議之官,主意與智,消磨五穀,寄在其中,養於四旁,王於四季,正王長夏,與胃爲表裏,足太陰是其經也。

扁鵲曰:脾病則面色萎黄。實則舌强直,不嗜食,嘔

逆,四肢緩;虛則精不勝[1],元氣乏,失溺不能自持。其脈
來似水之流,曰太過,病在外;其脈來如鳥之距,曰不及,
病在內。太過,則令人四肢沉重,語言蹇澀;不及,令人中
滿不食,乏力,手足緩弱不遂,涎引口中,一作出。四肢腫
脹,溏瀉一作泄。不時,夢中飲食。脾脈來而和柔,去似雞
距踐地,曰平。脈來實而滿,稍數,如雞舉足,曰病。又,
如烏一作雀。之啄,如鳥之距,如屋之漏,曰死。

中風則翕翕發熱,狀若醉人,腹中煩滿,皮肉瞤瞤[2],
短氣者,是也。王時,其脈阿阿然[3]緩,曰平;反弦急者,
肝來克脾,真鬼相遇[4],大凶之兆;反微澀而短者,肺來乘
脾,不治而自愈;反沉而滑者,腎來從脾,亦爲不妨;反浮
而洪,心來生脾,不爲疾耳。

脾病,面黃,體重,失便,目直視,唇反張,手足爪甲
青,四肢逆,吐食,百節疼痛不能舉,其脈當浮大而緩。今
反弦急,其色當黃而反青,此十死不治也。

又,脾病其色黃,飲食不消,心腹脹滿,身體重,肢節
痛,大便硬,小便不利,其脈微緩而長者,可治。脾氣虛
則大便滑,小便利,汗出不止,五液注下爲五色。注,利
下也[5]。此四字疑是注文。

又,積聚[6]久不愈,則四肢不收,黃疸,飲食不爲肌
膚,氣滿脹而喘不定也。

又,脾實則時夢築垣牆、蓋屋,脾盛則夢歌樂,虛則夢
飲食不足。厥邪客於脾,則夢大澤丘陵,風雨壞屋。脾脹
則善噦,四肢急,體重,不食,善噫。

脾病則日昳慧,平旦甚,日中持,下晡靜[7]。

脈急甚則瘛瘲,微急則胸膈中不利,食入[8]而還出。

脈緩甚[9]則痿厥,微緩則風痿,四肢不收。大甚則擊仆[10],微大則痹[11],疝氣,裏[12]大膿血在腸胃之外。小甚則寒熱作,微小則消癉。滑甚則㿉疝,微滑則蟲毒,腸鳴,中熱。澀甚則腸㿉,微澀則內潰,下膿血。

　　脾脈之至也,大而虛則有積氣在腹中。有厥氣,名曰厥疝。女子同法。得之四肢汗出當風也。

　　脾絕,則十日死。又臍出一作凸。者,亦死。唇焦枯,無紋理而青黑者[13],脾先絕也。

　　脾病,面黃目赤者,可治;青黑色入口,則半歲死;色如枳實者,一一作半。月死。吉凶休否,一作咎。皆見其色出於部分也。

　　又,口噤唇黑,四肢重如山,不能自收持,大小便利無休歇,食飲不入,七日死。

　　又,唇雖痿黃,語聲囀囀[14]者可治。脾病瘥氣久不去,腹中痛鳴,徐徐熱汗出,其人本意寬緩,今忽反常而嗔怒,正言而鼻笑[15],不能答人者,此不過一月,禍必至矣。

　　又,脾中寒熱,則皆使人腹中痛,不下食。又脾病,則舌強語澀,轉筋卵縮,牽陰股[16],引髀痛,身重,不思食,鼓脹,變則水泄不能臥者,死不治也。

　　脾正熱,則面黃目赤,季脇痛滿也。寒則吐涎沫而不食,四肢痛,滑泄不已,手足厥,甚則顛慄如瘧也。

　　臨病之時,要在明證詳脈,然後投湯丸,求其痊損耳。

　〔1〕精不勝　謂陰精不充盛。《素問·逆調論》:"獨勝而止耳。"王冰注:"勝,盛也。"

　〔2〕瞤瞤(rún rún)　肉動掣貌。《素問·氣交變大論》:"肌肉瞤瘈"。王冰注:"瞤瘈,動掣曰瞤。"

〔3〕阿阿然　柔和貌。《詩經·小雅·隰桑》:"隰桑在阿"箋云:"隰中之桑,枝條阿阿然長美。"《脈經·卷三·脾胃部》:"脾王之時,其脈大,阿阿而緩,名曰平脈。"

〔4〕真鬼相遇　謂兩陰相敵。即足厥陰與足太陰相敵也,故曰"真鬼相遇"。

〔5〕注利下也　此下注文曰"此四字疑是注文"可從。

〔6〕聚　孫本作"口口",據趙本補。文義亦當如此。又,醫統本作"氣",寬保本作"在中"。可參。

〔7〕日昳(dié 迭)慧,平旦甚,日中持,下晡靜　謂脾病病情變化爲:午後清爽,天明加重,中午持續,傍晚安靜。昳,午後二時,即未時。《書經·無逸》:"自朝至於日中昃"疏:"昃亦名昳,言日蹉跌而下,謂未時也。"晡,申時,下晡,即申末酉初。《玉篇·日部》:"晡,申時也。"慧,清爽。《素問·八正神明論》:"慧然獨坐"王冰注:"慧然,清爽也。"

〔8〕食入　寬保本作"食不入"。可參。

〔9〕甚　孫本作"盛",音近而誤。據醫統本、寬保本改。

〔10〕擊仆　寬保本作"寒熱作"。可參。

〔11〕痹　趙本作"脾",義長。

〔12〕裹　孫本作"裏",形近之誤,據趙本、醫統本改。

〔13〕者　寬保本此下有"死"字。疑是。

〔14〕囀囀(zhuàn zhuàn 撰撰)　猶言聲音婉轉。《玉篇·口部》:"囀,鳥鳴。"

〔15〕正言而鼻笑　言辭鄭重而笑聲輕薄貌。

〔16〕股　寬保本此下有"中"字。疑是。

按:通觀全篇,雖論脾臟虛實寒熱生死順逆之脈候,但實則立論於精、氣二字而旁及其他四臟,蓋人體賴精氣以延年祛病,而脾寄在其中,養於四旁也。

本論所言斷生死之法,極令人尋思者,惟夢與言也。夢雖爲思之餘緒,腦之所主,或曰心之所主,但心或腦之精氣亦賴脾氣散精之輸布,本篇其論甚詳。又脾開竅於口,舌乃心之苗,且脾、腎諸經絡亦繫於舌,循於咽喉,故本論斷之曰:語聲囀囀者可治",
"正言而鼻笑,不能答人者"禍必至;"舌強語澀"者死不治等等,實具啓迪之功焉。

論胃虛實寒熱生死逆順脈證之法第二十七

提要:本篇論胃之病證脈候,故題曰論胃虛實寒熱生死逆順脈證之法。

全文分三段:首論胃之生理;次論胃之諸證;再論胃之脈象並決生死逆順。

胃者,腑也,又名水穀之海,與脾爲表裏。胃者,人之根本也,胃氣壯則五臟六腑皆壯。足陽明是其經也。

胃氣絕則五日死。實則中脹便難,肢節疼痛,不下食,嘔吐不已;虛則腸鳴脹滿,引水[1],滑泄;寒則腹中痛,不能食冷物;熱則面赤如醉人,四肢不收持,不得安臥,語狂、目亂、便硬者是也。病甚則腹脅脹滿,吐逆不入食,當心痛,上下不通,惡聞食臭,嫌人語,振寒,喜伸欠。胃中熱則唇黑,熱甚則登高而歌,棄衣而走,癲狂不定,汗出額上,衄衊[2]不止。虛極則四肢腫滿,胸中短氣,穀不化,中消[3]也。胃中風,則溏泄不已。胃不足,則多飢不消食。病人鼻下平,則胃中病,渴者不可治。一本無上十三字,作微燥而渴者可治。

胃脈搏堅而長,其色黃赤者,當病折腰。一作髀[4]。其脈軟而散者,病食痹。右[5]關上脈浮而大者,虛也;浮而

49

短澀者,實也;浮而微滑者,亦實[6]也;浮而遲者,寒也;浮而數者,實[7]也。虛實寒熱生死之法,察而端謹,則成神妙也。

〔1〕引水　寬保本作"引出",有眉批云:"引當作汗",可參。

〔2〕衄(qiú求)衄　謂鼻出涕血。《素問·金匱真言論》:"春不衄衄。"注:"衄,謂鼻中出水。"《説文·血部》:"衄,鼻出血也。"

〔3〕消　疑爲"滿"字之誤。

〔4〕一作髀　"髀"字疑是。《素問·脈要精微論》亦云:"胃脈搏堅而長,其色赤,當病折髀。"

〔5〕右　孫本作"左",據趙本改。依右手關脈以候胃之理,亦當如此。

〔6〕實　孫本作"虛",據醫統本改。文義亦當如此。

〔7〕實　寬保本作"熱",義長。

按:本篇論胃之生理病理,皆主於胃氣。脾胃相合,同爲水穀之海。胃主納化,脾司運化,而納化運化之功全在胃氣之充盛,而胃氣足則水穀化,水穀化則可滋養元氣,元氣盛則百骸得養,故本論云"胃氣壯,則五臟六腑皆壯,胃氣絶則五日死",此實揭脾胃爲後天之本之真諦也。

東垣曰:"歷觀《內經》諸篇而參考之,則元氣之充足,皆由脾胃之氣無所傷,而後能滋養元氣。若胃氣之本弱,飲食自倍,則脾胃之氣既傷,而元氣亦不能充,此諸病之所由生也。"本論所述諸病亦宗《內經》之旨,而根於《胃氣》之傷而論之。

全篇所論大都本於《內經》及《脈經》,而涉及脈候"實"、"熱"二字與《脈經》有異,疑爲刊刻之誤。

論肺臟虛實寒熱生死逆順脈證之法第二十八

提要:本篇論肺臟之病證脈候,故題曰論肺臟虛實寒熱生死逆順脈證之法。

全文分三段：首論肺之生理；次論肺之平病生死之脈候；末論肺臟虛實寒熱諸證臨床表現。

肺者，魄之舍，生氣之源，號爲上將軍[1]，乃五臟之華蓋也。外養皮毛，內榮腸胃，與大腸爲表裏，手太陰是其經也。

肺氣通於鼻，和則能知香臭矣。有寒則善咳，本作有病則喜咳。實則鼻流清涕。凡虛實寒熱，則皆使人喘嗽。實則夢刀兵恐懼，肩息，胸中滿，虛則寒生，一作熱。咳一作喘。息，利下，少氣力，多悲感。

王於秋，其脈浮而毛[2]，曰平。又，浮而短濇者，肺脈也。其脈來毛而中央堅，兩頭一作傍。虛，曰太過，病在外；其脈來毛而微，曰不及，病在內。太過，則令人氣逆，胸滿，背痛；不及，則令人喘呼而咳，一作嗽。上氣，見血，下聞病音[3]。

又，肺脈厭厭聶聶[4]，如落榆莢，曰平；來不上不下，如循雞羽，曰病。來如物之浮，如風吹鳥背上毛者死。真肺脈[5]至，大而虛，又如以毛羽中人皮膚，其[6]色赤，其毛折[7]者死。

又，微毛曰平，毛多曰病。毛而弦者曰春病，弦[8]甚曰即病。

又，肺病吐衄血，皮熱、脈數、頰赤者，死也。又，久咳而見血，身熱而短氣，脈當濇今反浮大，色當白今反赤者，火克金，十死不治也。肺病喘咳，身但寒無熱，脈遲微者，可治。

秋王於肺[9]，其脈當浮濇而短，曰平。而反洪大而長，是火刑金,亦不可治。又,得軟而滑者,腎來乘肺,不治自愈。反浮大而緩者,是脾來生肺,不治而差。反弦而長者,是肺被肝從[10],爲微邪,雖病不妨。

虛則不能息,耳重[11],嗌乾,喘咳上氣,胸背痛。

有積,則脇下脹滿。

中風,則口燥而喘,身運而重[12],汗出而冒悶。其脈按之虛弱如葱葉,下無根者死。

中熱,則唾血。其脈細、緊、浮、數、芤、滑,皆失血病。此由燥[13]擾、嗔怒、勞傷得之,氣壅結所爲也。

肺脹,則其人喘咳而目如脫,其脈浮大者是也。

又,肺痿則吐涎沫而咽乾。欲飲者,爲愈;不飲,則未差。

又,咳而遺溺者,上虛不能制下也。其脈沉濁者,病在內;浮清者,病在外。

肺死,則鼻孔開而黑枯,喘而目直視也。又,肺絕則十二[14]日死,其狀足滿、瀉痢不覺出也,面白目青,此謂亂經。此雖天命,亦不可治[15]。

又,飲酒當風,中於肺,則[16]咳嗽喘悶。見血者,不可治;無血者,可治;面黃目白者,可治。肺病頰赤者死。

又,言音喘急、短氣、好唾,一作睡。此爲真鬼相害,十死十,百死百,大逆之兆也。

又,陽氣上而不降,燔於肺,肺自結邪,脹滿,喘急,狂言,瞑目,非常所説而口鼻張,大小便頭俱脹,飲水無度,此因熱傷於肺,肺化爲血,不可治,則半歲死。

又,肺瘙使人心寒,寒甚則發熱,寒熱往來,休作不定,多驚,咳喘,如有所見者,是也。其脈浮而緊,又滑而數,又遲濇而小,皆爲肺癰之脈也。

又,其人素聲清而雄者,暴不響亮,而拖氣用力,言語難出,視不轉睛,雖未爲病,其人不久。

又,肺病,實則上氣喘急,咳嗽,身熱,脈大也。虛則力乏、喘促、右脇脹、語言氣短—作促。者,是也。

又,乍寒乍熱,鼻塞,頤赤,面白,皆肺病之候也。

〔1〕上將軍 官名,起於漢,唐則各衞置之,爲環衞之官。肺爲華蓋,若心主之環衞,故以此喻之。《素問·靈蘭秘典論》喻爲"相傅之官",則謂其主司治節,此則狀其形亦喻其職司。

〔2〕浮而毛 謂脈來浮而輕虛。此乃肺之平脈脈象。《難經·十五難》:"其脈之來,輕虛以浮,故曰毛。"

〔3〕下聞病音 《太素》卷十四四時脈形云:"下聞胸中喘呼氣聲也。"可參。

〔4〕厭厭聶聶 謂安和濡弱而調貌。《詩經·秦風·小戎》:"厭厭良人"傳云:"厭厭,安静也。"《説文·耳部》:"聶,附耳私小語也。"喻柔和濡弱之聲,此狀其脈象濡弱和柔而調。

〔5〕真肺脈 謂肺之真臟脈。

〔6〕其 疑爲"面"字之誤。

〔7〕毛折 謂皮膚之毫毛枯斷。《説文·手部》:"折,斷也。"

〔8〕弦 孫本作"眩",形近之誤。據醫統本、寬保本改。依上下文義,亦當如此。

〔9〕秋王於肺 秋、肺二字疑誤倒。

〔10〕從 疑作"乘"。《脈經·肺大腸部第四》:"反得弦細而長者,是肝之乘肺,木之陵金,爲微邪,雖病即差。"

〔11〕耳重(chóng 蟲) 重聽也,謂聽覺欠靈。張籍《詠懷詩》:"眼昏書字大,耳重覺聲高。"

〔12〕身運而重　謂身暈轉而沉重。《說文·通訓定聲》:"運,叚借爲暈。"

〔13〕燥　趙本作"躁",義長。

〔14〕二　寬保本作"三"。

〔15〕治　趙本作"活",義長。

〔16〕則　寬保本此下有"肺發"二字。可參。

按:肺冠於他臟之上,主人身之氣,宜清宜肅,宜納宜降。若壅則肺癰,萎則肺痿,或病痰、嗽、咳、喘、衄、瘡,故失其肅降,則諸證蜂起,蓋肺外養皮毛,內榮腸胃而爲魄之舍,爲生氣之源。明乎此,則知寒熱虛實,乃至躁擾、嗔怒、勞傷皆可致肺之病。

肺爲氣之主,而腎爲氣之根,大凡腎虛不可納氣歸原者,必發咳嗽暴重,引動百骸而氣從臍下奔逆而上,此爲醫者必明之理,而本論則從咳而遺尿一證,論此爲上虛不能制下,誠爲精警之語也。

趙本所存本篇,至"此雖天命,亦不可活"止,特錄以備忘。

論大腸虛實寒熱生死逆順脈證之法第二十九

提要:本篇論大腸病證脈候,故題曰論大腸虛實寒熱生死逆順之法。

全文分兩段:首論大腸之生理;次論大腸寒熱虛實,乍虛乍實,積物積冷諸脈證候之生死順逆。

大腸者,肺之腑也,爲傳送之司,號監倉之官。肺病久不已,則傳入大腸。手陽明是其經也。

寒則泄,熱則結,絕則泄利無度,利絕而死也,熱極則便血。又,風中大腸,則下血。又,實熱則脹滿而大便不通,虛寒則滑泄不定。

大腸乍虛乍實,乍來乍去。寒則溏泄,熱則垢重,有積物則寒慄而發熱,有如瘧狀也[1]。

積冷不去則當臍而痛，不能久立，痛已則泄白物是也。

虛則喜滿，喘咳而喉咽中如核妨矣。

〔1〕有如瘡狀也　寬保本作"其發渴如瘡狀"。可參。

按：《素問·靈蘭秘典論》及《刺法論》均言"大腸者，傳道之官，變化出焉"，而本論則謂"肺之腑也，爲傳送之司，號監倉之官"。肺與大腸相表裏，故大腸乃肺之腑也。大腸之主要功能爲傳送穢物，故爲傳送之司，此二說，經有明言。司出而不司納，僅傳道耳，故監倉之官之喻，未可膠柱也。

本論雖簡，但敘大腸虛實寒熱、乍虛乍實、積物積冷諸證脈候，皆合傳化物而不藏之大旨甚明。

本論爲趙本、孫本等三卷本之上卷終，而依内容、體例界劃，則應爲第二卷（論臟腑諸證脈候）之第九篇。

華氏中藏經卷上終

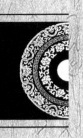

華氏中藏經

賜進士及第授通奉大夫署山東布政使督糧道孫星衍校

論腎臟虛實寒熱生死逆順脈證之法第三十

提要:本篇論腎臟之病候脈證,故題曰論腎臟虛實寒熱生死逆順之法。

全文分兩部分:首論腎之生理及脈證之概要;次述腎臟虛實寒熱生死之脈候。

腎者,精神之舍,性命之根,外通於耳,男以閉[1]—作庫。精,女以包[2]血,與膀胱爲表裏,足少陰太陽[3]是其經也。腎氣絕,則不盡其天命而死也。

王於冬。其脈沉濡曰平,反此者病。其脈彈石[4],名曰太過,病在外;其去如數[5]者,爲不及,病在內。太過,則令人解㑊[6],脊脈痛而少氣;本作令人體瘠而少氣不欲言。不及,則令人心懸如[7]飢,胁中清[8],脊中痛,少腸[9]腹滿,小便滑,本云心如懸,少腹痛,小便滑。變赤黃色也。

又,腎脈來喘喘累累如鉤,按之而堅,曰平。又,來如引葛[10],按之益堅,曰病;來如轉索,辟辟如彈石,曰死。又,腎脈但石,無胃氣亦死。

腎有水,則腹大,臍腫,腰重痛,不得溺,陰下濕如牛鼻頭汗出,是爲逆寒。大便難,其面反瘦也。

腎病,手足逆冷,面赤目黄,小便不禁,骨節煩[11]痛,小腹結痛,氣上衝心,脈當沉細而滑,今反浮大而緩,其色當黑,今其反[12]者,是土來克水,爲大逆,十死不治也。

又,腎病面色黑,其氣虛弱,翕翕少氣,兩耳若聾,精自出,飲食少,小便清,膝下冷,其脈沉滑而遲,爲可治。

又,冬脈沉濡而滑曰平,反浮澀而短,肺來乘腎,雖病易治。反弦細而長者,肝來乘腎,不治自愈。反浮大而洪,心來乘腎,不爲害。

腎病,腹大脛腫,喘咳,身重,寢汗出,憎風。虛則胸中痛,大腹小腹痛,清厥[13],意不樂也。

陰邪入腎則骨痛,腰[14]上引項脊[15]背疼,此皆舉重用力及遇房汗出,當風浴水,或久立則傷腎也。

又,其脈急甚則腎瘈瘲[16]疾,微急則沉厥,奔豚,足不收。緩甚則折脊,微緩則洞泄,食不化,入咽還出。大甚則陰痿,微大則石水起臍下至小腹。其腫埵埵然[17]而上至胃脘者,死不治。小甚則洞泄,微小則消癉。滑甚則癃㿉;微滑則骨痿,坐弗能起,目視見花。澀甚則大壅塞,微澀則不月,疾痔。

又,其脈之至也,上堅而大,有膿[18]氣在陰中及腹內,名曰腎痹,得之因浴冷水而臥。脈來沉而大堅,浮而緊。苦手足骨腫,厥,陰痿不起,腰背疼,小腹腫,心下[19]水氣,時脹滿而洞泄,此皆浴水中,身未乾而合房得之也。

虛則夢舟溺人,得其時,夢伏水中,若有所畏。盛實則夢腰脊離解不相屬。厥邪客於腎,則夢臨深投水中。

腎脹,則腹痛滿引背,怏怏然[20],腰髀痛。

腎病，夜半慧[21]，四季[22]甚，下晡靜。

腎生病，則口熱舌乾，咽腫，上氣，嗌乾及心煩而痛，黃疸，腸澼，痿厥，腰脊背急痛，嗜臥，足下熱而痛，胕酸；病久不已，則腿筋痛，小便閉，而兩脇脹，支滿，目盲者死。

腎之積，苦腰脊相引而疼，飢見飽減，此腎中寒結在臍下也。諸積大法，其脈來細軟而附骨者，是也。

又，面黑目白，腎已內傷，八日死。又陰縮，小便不出，出而不快者，亦死。又其色青黃，連耳左右，其人年三十許，百日死。若偏在一邊，一月[23]死。

實則煩悶，臍下重；熱則口舌乾焦，而小便澀黃；寒則陰中與腰脊俱疼，面黑耳乾，噦而不食，或嘔血者，是也。

又，喉中鳴，坐而喘咳，唾血出，亦爲腎虛寒，氣欲絕也。

寒熱虛實既明，詳細調救，即十可十全之道也。

〔1〕閉　藏也。《素問·四氣調神大論》："冬三月，此謂閉藏。"

〔2〕包　藏也。《漢書·外戚傳》："包紅顏而弗明。"注："包，藏也"。

〔3〕太陽　疑衍。瓚本無。

〔4〕其脈彈石　謂其脈來時應指堅硬而圓，如彈於石。

〔5〕其去如數　謂其脈去時甚速，有如數脈。《素問·玉機真藏論》："其去如數者，爲不及，病在中。"《類經》五卷注十："其去如數者，動止疾促，營之不及也。蓋數本屬熱，而此真陰虧損之脈，亦必緊數。然愈虛則愈數，原非強陽實熱之數。"

〔6〕解㑊(xiè yì 謝意)　"㑊"孫本作"㑊"，形近之誤，據趙本改。"解"通"懈"。解㑊，謂肢體困倦、懈惰懶言之狀。

〔7〕如　通"而"。《荀子·儒効》："鄉是如不臧，倍是如不亡。"注："如，讀爲而。"

〔8〕䏚中清　謂季脇下冷。䏚，孫本作"肋"，形近之誤，據醫統本改。䏚，謂季脇下髂骨上之虛軟處。《素問·刺腰痛論》："腰痛引少腹控䏚，不可以仰。"王冰注："䏚，謂季脇下之空軟處也。"清，同"凊"。《玉篇·冫部》："凊，冷也。"

〔9〕腸　疑衍。

〔10〕引葛　喻脈來堅搏，如牽引葛藤。《類經》五卷注十三："脈如引葛，堅搏牽連也。"

〔11〕煩　甚。《傷寒論》第一百七十四條："身體煩疼。"山田正珍曰："煩疼謂疼之甚。"

〔12〕今其反　醫統本作"今反黄"。可參。

〔13〕清厥　厥冷。《素問·五藏生成》："腰痛足清。"王冰注："清，亦冷也。"

〔14〕腰　此下疑脱"痛"字。

〔15〕脊　孫本作"瘠"，音近而誤。據醫統本、朱本改。文義亦當如此。

〔16〕瘕　疑爲"癲"字之誤。《脈經》卷三第五、《甲乙經》卷四第二作"骨痿癲疾"。瓚本亦有批云："一作癲"。

〔17〕堛堛然　堅硬貌。《説文·土部》："墣(堛)，堅土也。"

〔18〕膿　醫統本作"積"。義長。

〔19〕下　寬保本此下有"有"字，疑是。

〔20〕快快然　孫本作"怏怏然"，形近之誤。據醫統本改。快快然，苦悶不樂貌。《靈樞·脹論》："腎脹者，腹引背快快(一作'央央')然。"張景岳注："快快然，困苦貌。"

〔21〕慧　孫本作"患"，形近之誤。據瓚本及醫統本改。

〔22〕四季　寬保本作"日中"，疑是。

〔23〕月　瓚本作"日"。

按: 腎爲先天之本，元氣化生之基，性命之根蒂。於内則連他

60

臟,於外則系百骸。故本篇除專論"腎有水"、"腎瘻瘕疾"、"腎脹"之外,概以"腎病"或"腎生病"而述腎臟諸證候。粗觀之,似有龐雜之嫌;細研之,則皆有所本。其所述神情、面容、耳目、四肢、精汗、氣息、胸腹、二便以及病情之慧、甚、静者,無不根於腎之生理。至於所述腎虛、腎實之夢,以及邪客於腎之所夢,此為經驗之積累也,如何詮釋尚有待於深研。

論膀胱虛實寒熱生死逆順脈證之法第三十一

提要: 腎與膀胱相表裏,本篇論膀胱之脈候,故題曰論膀胱虛實寒熱生死逆順脈證之法。

全文分兩段:首論膀胱之生理;次論膀胱諸證脈候。

膀胱者,津液之腑,與腎為表裏,號曰水曹掾[1],又名玉海[2],足太陽是其經也。總通於五腑,所以五腑有疾,即應膀胱;膀胱有疾,即應胞囊[3]也。

傷熱,則小便不利。熱入膀胱,則其氣急,而苦小便黃澀也。膀胱寒,則小便數而清[4]也。

又,石水發,則其根在膀胱,四肢瘦小,其腹脹[5]大者是也。

又,膀胱咳久不已,則傳入三焦,腸[6]滿而不欲飲食也。然上焦主心肺之病,人有熱則食不入胃;寒則精神不守,泄利不止,語聲不出也;實則上絕於心,氣不行也;虛則引起[7]氣之[8]於肺也。其三焦之氣和,則五臟六腑皆和,逆則皆逆。膀胱中有厥陰[9]氣,則夢行不快;滿脹,則小便不下,臍下重悶,或肩[10]痛也。

絕則三日死,死時雞鳴也。其三焦之論,備云於後。

〔1〕水曹掾　管水之吏。《玉篇·手部》:"掾,公府掾史也。"喻其藏津

液及司溲之功也。

〔2〕玉海　原係酒器之美稱。《事物異名錄·器用·諸飲器》:"齊東野語,史忠惠進玉海,可容酒三升。"此作膀胱之別稱。

〔3〕胞囊　謂女子之胞宫(子宫)及男子之腎囊(陰囊)。

〔4〕清　寬保本此下有"白"字。

〔5〕脲　瓚本有小注云:"一作獨"。可參。

〔6〕腸　瓚本作"腹",義長。

〔7〕起　疑衍。瓚本無。

〔8〕之　周本作"乏"。義長。

〔9〕陰　疑衍。

〔10〕肩　瓚本有小注云:"一作腎"。可參。

按:膀胱雖爲貯溲之器,謂藏津液,實則專司水液之代謝。蓋腎與膀胱相表裏,而腎主水,上連於肺,而肺爲水之上源;中絡脾胃,而脾爲水之隄防,胃爲水穀之海;腎上交於心,使之水火既濟。膀胱位居下部而與胞囊相連,胞爲血海,囊爲精庫,精血同源,血結則病水,水結亦病血。膀胱賴腎陽之氣化,載津液上行而外連於衛,發則爲汗,此氣化所能出之真義,本論謂"總通於五腑,所以五腑有疾,即應膀胱,膀胱有疾,即應胞囊",誠爲至論,發前人之所未發也。

本論引膀胱久咳不已而傳入三焦之例,以寒熱虛實分述之,則歸結爲"三焦之氣和,則五臟六腑皆和,逆則皆逆",是爲明確總括三焦之重要功能,爲下篇之引導,故篇末特書之曰:"其三焦之論,備云於後。"

論三焦虛實寒熱生死逆順脈證之法第三十二

提要:三焦爲孤府,因而置於諸臟腑之後論之,故題曰論三焦虛實寒熱生死逆順脈證之法,爲論臟腑諸證脈候之終篇。

全文分三段:首論三焦之生理功能;次論上焦、中焦、下焦諸證脈候;然後歸結三焦之重要作用。

三焦者,人之三元之氣[1]也,號曰中清之腑,總領五臟六腑、榮衛經絡、內外左右上下之氣也。三焦通,則內外左右上下皆通也。其於周身灌體,和內調外,榮左養右,導上宣下,莫大於此者也。

又名玉海、水道。上則曰三管[2],中則名霍亂[3],下則曰走哺[4]。名雖三而歸一,有其名而無[5]形者也,亦號曰孤獨之腑。而衛出於上,榮出於中[6]。上者,絡脈之系也;中者,經絡之系也;下者,水道之系也,亦又屬膀胱之宗始。主通陰陽,調虛實。呼吸有病,則苦腹脹氣滿,小腹堅,溺而不得,便而窘迫也。溢則作水,留則爲脹。足太陽[7]是其經也。

又,上焦實熱則額汗出而身無汗,能食而氣不利,舌乾口焦咽閉之類,腹脹,時時脅肋痛也。寒則不入食,吐[8]酸水,胸背引痛,嗌乾,津不納也。實則食已[9]還出,膨膨然不樂。虛則不能制下,遺便溺而頭面腫也。

中焦實熱,則上下不通,腹脹而喘咳,下氣不上[10],上氣不下,關格而不通也。寒則下痢不止,食飲[11]不消而中滿也。虛則腹鳴鼓脹也。

下焦實熱,則小便不通,而大便難,苦重痛也。虛寒則大小便泄下而不止。

三焦之氣和,則內外和;逆則內外逆。故云:三焦者,人之三元之氣也,宜修養矣。

〔1〕三元之氣 謂上焦之宗氣,中焦之榮氣,下焦之衛氣。

〔2〕〔3〕〔4〕三管、霍亂、走哺　猶言上焦、中焦、下焦之名也,《千金要方》卷二十,"三管"作"三管反射",指胃氣未定,汗出、食先吐、短氣不續、語聲不出等上焦病;"霍亂",指上下隔絶、腹痛、洞泄、嘔逆等中焦病;"走哺",指大小便不通利等下焦病。此皆以病名代三焦之名耳。

〔5〕無　瓚本此下有"其"字。疑是。

〔6〕中　此下疑有脱文。

〔7〕足太陽　當作"手少陽"。

〔8〕吐　瓚本此下有"嘔"字。

〔9〕食已　寬保本此下有"虚虚"二字。可參。

〔10〕上　孫本作"止",形近之誤。據瓚本改。依下文語例亦當如此。

〔11〕飲　瓚本有小注云:"一作物"。

按:三焦之名稱,始見於《素問·靈蘭秘典論》;三焦之論爭,源起於《難經·二十五難》。其岐議在於三焦之名實與功能。歷代醫家各陳已見,大署而言之則有:《難經·二十五難》之"無形"説;《難經·三十一難》之"部位"説;宋代陳言之"有形"説;明代虞摶之"腔子"説。繼之,清代則又有唐宗海之"油網"説;張果之"右腎下脂膜"説;沈金鰲之"匡廓"説;章太炎之"淋巴系統"説等等,迄今無有定論。若言三焦之功能,則初謂爲決瀆之官,中瀆之府,主司水道,強調與膀胱之關系至爲密切。繼而謂上焦如霧,中焦如漚,下焦如瀆,強調化氣與行水之功能。

本篇所論,力主無形而可分部位,此則宗《素問》、《靈樞》之原旨而又不悖《難經》之本意。由此可以認爲:中醫學定名三焦,初始之意乃包羅諸臟而分爲上、中、下三部位之大腔,因其功能瀉而不藏而歸屬於六腑,且獨立於五腑之外而名孤府;又因基於對其功能之初始認識,而名"玉海",此即本篇原文謂之"足太陽是其經也"之由來。隨着對其功能認識之深化,知其能主持諸氣而內清臟腑,故又名之曰"中清之腑"。

本篇論三焦之功能,謂其"總領五臟六腑榮衛經絡內外左右上下之氣",且明確指出"三焦通,則內外左右上下皆通也。其於周身灌體,和內調外,榮左養右,導上宣下,莫大於此"。此種認識與總結,貫古達今,補充、綜合、發展《內經》、《難經》關於三焦之蘊義,使三焦之名稱與功能得以較合理而全面統一。

本論爲"論臟腑虛實寒熱生死逆順脈證之法"之終篇,按內容區劃,實爲第二卷終也。

論痹第三十三

提要:本篇爲論諸病之首,亦爲諸痹第一論,總述痹之病因、病名及其證候,故題曰論痹。

全文分兩段:首論痹證病因及五痹病名;次述痹證之病機及其證候。

痹者,風寒暑濕之氣中於人[1]臟腑之爲[2]也。入腑,則病淺易治;入臟,則病深難治。而有風痹,有寒痹,有濕痹,有熱痹,有氣痹,而又有筋、骨、血、肉、氣之五痹也。大凡風寒暑濕之邪入於肝,則名筋痹;入於腎,則名骨痹;入於心,則名血痹;入於脾,則名肉痹;入於肺,則名氣痹。感病則同,其治乃異。

痹者,閉也。五臟六腑感於邪氣,亂於真氣,閉而不仁,故曰[3]痹。

病或痛或癢,或淋[4]或急,或緩而不能收持,或拳而不能舒張,或行立艱難,或言語蹇澀,或半身不遂,或四肢拳縮,或口眼偏邪,或手足欹[5]側,或能行步而不能言語,或能言語而[6]不能行步,或左偏枯,或右壅滯,或上不通於下，或下不通於上，或大腑閉塞，一作小便秘澀。或左右手疼痛，或得疾而即死，或感邪而未亡，或喘滿而不寐，或昏冒而不醒，種種諸症，皆出於痺也。

痺者，風寒暑濕之氣中於人，則使之然也。其於脈候形證、治療之法，亦各不同焉。

〔1〕人　疑衍。寬保本無。

〔2〕爲　形成。《廣雅·釋詁三》："爲，成也。"

〔3〕故曰　此下寬保本有"閉又痺"三字，連下讀則爲"故曰閉，又痺病"。可參。

〔4〕淋　瓚本作"麻"，疑是。

〔5〕攲（qī 欺）　傾斜貌。《廣韻·支第五》："攲（攲），不正也。"

〔6〕而　孫本作"或"。據醫統本、周本改。依上下語例亦當如此。

按：古今論痺之病名、病因、病機者，代不乏人，而皆由《素問·痺論》肇始，所謂"風寒濕三氣雜至，合而爲痺也。"其名則或以病機分，或以病所分。以病機分者，名曰"行痺、痛痺、著痺"；以病所分者，名曰"骨痺、筋痺、脈痺、肌痺、皮痺"。本論則有所發展，明論之者有四：

一乃病因，謂風、寒、暑、濕；

二乃病名，謂風痺、寒痺、暑痺、濕痺、氣痺，又謂筋痺、骨痺、血痺、肉痺、氣痺；

三乃病機，謂風寒暑濕之氣中於人臟腑之爲也；

四乃診治，謂感病則同，其治乃異；入腑則病淺易治，入臟則病深難治。

論氣痺第三十四

提要：本篇論氣痺之病因病機與證候，故題曰論氣痺。

全文分兩段:首論氣痹之病因病機;次論氣痹之證候。

氣痹者,愁憂思喜怒過多,則氣結於上,久而不消則傷肺,肺傷[1]則生氣漸衰,則邪氣愈勝。

留於上,則胸腹痹而不能食;注於下,則腰腳重而不能行;攻於左,則左不遂;衝於右,則右不仁;貫於舌,則不能言;遺於腸中,則不能溺。壅而不散則痛,流而不聚則麻。真經既損,難以醫治。邪氣不勝,易為痊愈。其脈,右手寸口沉而遲澀者是也。宜節憂思以養氣,慎[2]一作絕。喜怒以全真,此最為良法也。

〔1〕肺傷 寬保本作“傷氣”。可參。

〔2〕慎 孫本作“孝宗廟諱”,今恢復本字。

按:痹者,閉也;氣痹者,氣閉結為病也。何由而致氣閉結?本篇謂“憂愁思喜怒過多”也。然則,七情何致氣結?《素問·舉痛論》云:“諸痛皆因於氣,百病皆生於氣,怒則氣上,喜則氣緩,悲則氣消,恐則氣下,寒則氣收,熱則氣泄,驚則氣亂,勞則氣耗,思則氣結,九氣不同也。”上述諸病因中,寒熱為外邪,餘則為七情,七情皆可影響氣之失衡,過度則致痹。《靈樞·壽夭剛柔》云:“在陽者命曰風,在陰者命曰痹。”故痹為陰邪,氣痹亦為陰邪,因之壅則痛,流則麻。且可留、可注、可攻、可衝,閉於何所,則有氣行與閉阻之病徵,故本論謂可致不能食、不能行、不能言、不能溺、不遂、不仁。由此可見,受精神刺激而致氣機失調所發生之痹證,皆曰氣痹,非可徒以風痹視之。

考諸文獻,氣痹之名,始出本書。

論血痹第三十五

提要:本篇論血痹之病因病機與證候,故題曰論血痹。

全文分兩段：首論血痺之病因病機；次論血痺之證候。

血痺者，飲酒過多，懷[1]熱太盛，或寒折於經絡，或濕犯於榮衛，因而血搏[2]，遂成其咎[3]，故使人血不能榮於外，氣不能養於內，內外已失，漸漸消削。

左先枯，則右不能舉；右先枯，則左不能伸；上先枯，則上不能制於下；下先枯，則下不能克於上；中先枯，則不能通疏。百證千狀，皆失血也。其脈，左手寸口脈結而不流利，或如斷絕者是也。

〔1〕懷　藏也。

〔2〕搏(tuán 團)　結聚。《管子·內業》："搏氣如神，萬物備存。"注："搏，謂結聚也。"

〔3〕咎(jiù 救)　疾病。《爾雅·釋詁》："咎，病也。"

按：《靈樞·本藏篇》曰："血和則經脈流行，營復陰陽，筋骨勁強，關節清利矣。"故本論歸結血痺"百證千狀，皆失血也"。

考諸文獻，"血痺"之名始出《靈樞·九鍼十二原》。而本篇所述之證，賅括《靈樞經》所論。若探其流，則《外臺秘要》卷十九所述之病候脈證實爲風痺，而本論亦已初具之，蓋從"失血"立論，故然。

論肉痺第三十六

提要：本篇論肉痺之病因病機與證候，故題曰論肉痺。

全文分兩段：首論肉痺之病因病機；次論肉痺之證候。

肉痺者，飲食不節，膏粱肥美之所爲也。脾者肉之本，脾氣已失則肉不榮，肉不榮則肌膚不滑澤，肌肉[1]不滑澤則腠理疏，則[2]風寒暑濕之邪易爲入，故久不治則爲肉痺也。

　　肉痹之狀,其先能食而不能充^{〔3〕}悦,四肢緩而不收持者是也。其右關脈舉按皆無力,而往來澀者是也。宜節飲食以調其臟,常起居以安其脾,然後依經補瀉,以求其愈爾。

〔1〕肉　疑爲"膚"字之誤。

〔2〕則　此上疑脱"腠理疏"三字。

〔3〕充　謂濡養。《方言·十三》:"充,養也。"

　　按:本篇論肉痹之病因病機,由表及裏,再由裏出表,先言傷於飲食,漸而傷脾,此爲由表及裏;脾氣傷則肉不榮,漸而肌膚不澤而腠理疏,此爲由裏出表。而立論於脾主肌肉。

　　本論所述之外邪爲"風寒暑濕",較之"風寒濕三氣雜至,合而爲痹"之傳統理論多一"暑"邪,前論血痹亦有懷熱太盛之説,可見本書認爲"熱"亦可致痹。痹爲陰邪,何言熱亦可致? 蓋熱可灼血熾肌,使血枯肌削,且可蒸肌膚而使腠理疏鬆,使風寒濕邪更易侵襲。由此推之,六氣皆可致痹。

　　考諸文獻,肉痹即肌痹,始出《素問·痹論》。

論筋痹第三十七

　　提要:本篇論筋痹之病因病機與證候,故題曰論筋痹。

　　全文分兩段:首論筋痹之病因病機,次論筋痹之治法及脈候。

　　筋痹者,由怒叫無時,行步奔急,淫邪傷肝,肝失其氣,因而寒熱所客,久而不去,流入筋會^{〔1〕},則使人筋急而不能行步舒緩也,故曰筋痹。

　　宜活血以補肝,溫氣以養腎,然後服餌湯丸。治得其宜,即疾瘳^{〔2〕}已,不然則害人矣。其脈,左關中弦急而數,浮沉有力者是也。

〔1〕筋會　即陽陵泉穴。《難經·四十五難》:"筋會陽陵泉"。

〔2〕瘳(chōu 抽)　謂病癒。《書·説命上》:"若藥弗瞑眩,厥疾弗瘳。"蔡傳:"瘳,癒也。"

按:考諸文獻,筋痹之名始出《素問·痹論》,但本篇論筋痹之病因病機,概從肝主筋立論,且將七情、勞傷、寒熱等,均視爲筋痹之因,而不囿於風寒濕三氣之説。

論骨痹第三十八

提要:本篇論骨痹之病因病機與證候,故題曰論骨痹。

全文分兩段:首論骨痹之病因;次論其病機及其脈象。

骨痹者,乃嗜慾不節,傷於腎也。

腎氣內消,則不能關禁;不能關禁,則中上俱亂;中上俱亂,則三焦之氣痞而不通;三焦痞而飲食不糟粕[1];飲食不糟粕,則精氣日衰;精氣日衰,則邪氣妄入;邪氣妄入,則上衝心舌;上衝心舌,則爲不語。中犯脾胃,則爲不充;下流腰膝,則爲不遂;傍攻四肢,則爲不仁。寒在中則脈遲,熱在中則脈數,風在中則脈浮,濕在中則脈濡,虛在中則脈滑。其證不一,要在詳明,治療之[2]法,列於後章。

〔1〕不糟粕　猶言不别糟粕。

〔2〕之　孫本無。據醫統本補。

按:考諸文獻,骨痹之名始出《素問·痹論》,但本論所述其病因病機,亦不囿於風寒濕三氣之説,而從腎主骨立論,首責嗜慾不節,繼責腎氣內消,實本於"正氣存內,邪不可干"之旨。

縱觀五痹之論,本書重在臟氣,重在情志,而以外邪致痹爲第二病因,可謂獨具隻眼。

論治中風偏枯之法第三十九

提要:本篇着重論述中風偏枯之治法,故題曰論治中風偏枯之法。

全文分兩段:首論中風偏枯之治法爲吐、瀉、補、發、溫、按、熨,且釋其義;次論憑脈運用上述諸法而治在求本。

人病中風偏枯,其脈數[1],而面乾黑黶,手足不遂,語言蹇澀,治之奈何? 在上則吐之,在中則瀉之,在下則補之,在外則發之,在內則溫之,按之,熨之也。

吐,謂吐出其涎也;瀉,謂通其塞也;補,謂益其不足也;發,謂發其汗也;溫,謂驅其濕也;按,謂散其氣也;熨,謂助其陽也。

治之各合其宜,安可一揆[2]? 在求其本。脈浮則發之,脈滑則吐之,脈伏而澀則瀉之,脈緊則溫之,脈遲則熨之,脈閉則按之。要察其可否,故不可一揆而治者也。

〔1〕數 瓚本作"浮數",義長。

〔2〕一揆(kuí 葵) 謂用同一法度。《孟子·離婁下》:"先聖後聖,其揆一也。"《焦循正義》:"揆,言其度也。"

按:本論强調治之各合其宜而不可一揆而治,則充分體現本書辨證求本、施治合宜之治療思想。

風爲百病之長,而中於人則皮膚、經絡、五臟、六腑皆可受病,而其治療之法亦代有出新。本論以部位、脈象爲綱,列述諸法,以軀體部位區分,有上、中、下、內、外;以脈象區分,有浮、滑、伏、澀、緊、遲、閉,由是可以綜合而言之曰:在上或脈滑者,吐之;在中或脈伏而澀者,瀉之;在下者(疑脫"脈虛"),補之;在外或脈浮者,發之;在內或脈緊者,溫之;在內或脈遲者,熨之;在內或脈閉者,按之。可謂大法備焉。

　　然,原文首言"人病中風偏枯其脈數"而其法則闕數脈之治,抑或爲脈浮數則發之,故疑有脱漏。

論五丁[1]狀候第四十

　　提要:本篇論白疔、赤疔、黃疔、黑疔、青疔之證候及病因,故題曰論五疔狀候。

　　全文分三段:首論五疔之病因並定五疔之病名;次述五疔之證候;末論五疔與五臟之關系。

　　五丁者,皆由喜怒憂思、衝寒冒熱、恣飲醇酒、多嗜甘肥毒魚醋醬、色慾過度之所爲也。畜其毒邪,浸漬臟腑,久不摅[2]散,始變爲丁。

　　其名有五:一曰白丁;二曰赤丁;三曰黃丁;四曰黑丁;五曰青丁。

　　白丁者,起於右鼻下,初起如粟米,根赤頭白。或頑麻,或痛癢,使人憎寒、頭重,狀若傷寒。不欲食,胸膈滿悶。喘促昏冒者死,未者可治。此疾不過五日,禍必至矣,宜急治之。

　　赤丁在舌下,根頭俱赤。發,痛,舌本硬,不能言,多驚,煩悶,恍惚,多渴,引—作飲。水不休,小便不通。發狂者死,未者可治。此疾不過七日,禍必至也,不可治矣。大人小兒皆能患也。

　　黃丁者,起於唇齒齦邊,其色黃,中有黃水。發,則令人多—作能。食而還—作復。出,手足麻木。涎出不止,腹脹而煩。多睡不寐[3]者死,未者可治。

　　黑丁者,起於耳前,狀如瘢痕,其色黑,長減不定。使人牙關急,腰脊腳膝不仁,不然即痛。亦不出三歲[4],禍必至矣,不可治也,此由腎氣漸絕故也,宜慎[5]慾事。

青丁者,起於目下,始如瘤瘕,其色青,硬如石。使人目昏昏然無所見,多恐,悸惕,睡不安寧。久不已,則令人目盲或脫精。有此則不出一年,禍必至矣。

白丁者,其根在肺;赤丁者,其根在心;黃丁者,其根在脾;黑丁者,其根在腎;青丁者,其根在肝。五丁之候,一作疾。最爲巨疾,一作病。不可不察也。治療之法,一一如左[6]。陸本有方八道在此後,印本無之,今附下卷之末。

〔1〕丁　通"疔",同音相假,下同。

〔2〕攄(shū 輸)　抒發。《廣雅·釋詁四》:"攄,抒也。"

〔3〕㾦　瓚本作"瘩",疑是。

〔4〕歲　寬保本此下有"死"字。

〔5〕慎　此字亦未避"孝宗廟諱",疑誤。

〔6〕一一如左　此下脫治五丁方。據原夾注所云,則附方爲下卷末之"治白丁憎寒喘急昏冒方、取白丁方、治赤丁方、取赤丁方、治黃丁方、取黃丁方、治黑丁方、治青丁方"八方。

按:《素問·生氣通天論》曰:"膏粱之變,足生大丁。"由是有丁之名矣。疔者,形小、根深、質硬,因其易致"疔毒走黃",爲歷代醫家所重視,故本書亦專論之。

疔之所發部位無定,古文名亦多殊。但本論則依五位相合理論而命名爲白疔、赤疔、黃疔、黑疔、青疔,所述其證候、病機均與五行相合,書末附諸方亦相應。然,疔之所發所變,亦非以"五"可概全者,臨床運用當熟思明審焉。

論癰疽瘡腫第四十一

提要:本篇論癰疽瘡腫之病因、證候及生死順逆,故題曰論癰疽瘡腫。

全文分兩段:首論癰疽瘡腫發病部位及與臟腑內外之關系;次論癰疽瘡腫諸候。

夫癰疽瘡腫之所作也,皆五臟六腑畜毒不流則生_{本作}_{皆有}矣,非獨因榮衛壅塞而發者也。

其行也有處,其主也有歸。假令發於喉舌者,心之毒也;發於皮毛者,肺之毒也[1];發於肌肉者,脾之毒也;發於骨髓者,腎之毒也;_{闕肝毒。}發於下者,陰中之毒也;發於上者,陽中之毒也;發於外者,六腑之毒也;發於內者,五臟之毒也。

故內曰壞,外曰潰,上曰從,下曰逆。發於上者得之速,發於下者得之緩,感於六腑則易治,感於五臟則難瘳也。

又,近骨者多冷,近虛[2]者多熱。近骨者,久不愈則化血成蠱[3];近虛[4]者,久不愈則傳氣成漏。成蠱則多癢而少痛,或先癢後痛;成漏則多痛而少癢,或不痛,或不癢。內虛外實者,多癢而少痛;外虛內實者,多痛而少癢。血不止者,則多死;膿疾潰者,則多生。或吐逆無度,飲食不時,皆癰疽之使然也。

種候萬一[5],_{一作多。}端要[6]憑詳[7]。治療之法,列在後篇。

〔1〕肺之毒也 原脫。據瓚本、醫統本、寬保本補。依上下文義亦當如此。

〔2〕〔4〕虚　疑爲"膚"字之誤。

〔3〕化血成蠱　寬保本作"化成血蠱"。可參。

〔5〕萬一　瓚本作"萬"。

〔6〕要　寬保本此下有"在"字。

〔7〕詳　瓚本此下有"審"字。

按：癰疽之名始出於《靈樞》、《素問》，發於皮膚、肌肉，多以爲無非氣血壅滯，榮衛稽留所致。而本論則明確指出"皆五臟六腑畜毒不流則生矣，非獨因榮衛壅塞而發者也"，並按毒發於心、肺、脾、腎、上、下而次第述其證候、順逆，井然有序，其理可徵。

又，諸本批注均云闕"肝毒"一條，此乃按五臟所主推而論之。癰疽瘡腫皆生於皮膚肌肉，則均與氣血相關，故亦未可限於五位相合而推論之，仍以闕如爲是。

論腳弱狀候不同第四十二

提要：本篇論腳氣與氣腳名稱、病機、證候、治法之異，故題曰論腳弱狀候不同。

全文分四段：首論腳氣與氣腳名稱、病機、治法之大略；次論腳氣之病機、證候；三論氣腳之病機、證候；四論腳氣與氣腳之脈象、治法及預後。

人之病腳氣與氣腳之爲異，何也？謂人之喜怒憂思、寒熱邪毒之氣，自內而注入於腳，則名氣腳也；風寒暑濕邪毒之氣，從外而入於腳膝，漸傳於內，則名腳氣也。然內外皆以邪奪正，故使人病形頗相類例[1]。其於治療，亦有上下先後也。故分別其目[2]。若一揆而不察其由，則無理致其瘳也。

夫喜怒憂思、寒熱邪毒之氣，流於肢節，或注於腳膝，其狀類諸風、歷節、偏枯、癱腫之證,但入於腳膝,則謂之氣腳也。若從外而入於足,從足而入臟者,乃謂之腳氣也。氣腳者,先治内而次治外;腳氣者,先治外而次治内。實者利之,虛者益之。

又,人之病腳氣多者何也?謂人之心肺二經起[3]於手,脾腎肝三經起於足。手則清邪[4]中之,足則濁邪中之。人身之苦者手足耳,而足則最重艱苦,故風寒暑濕之氣多中於足,以此腳氣之病多也。然而得之病者,從漸而生疾,但始萌而不悟,悟亦不曉。醫家不爲腳氣,將爲別疾。治療不明,因循至大。身居危地,本從微起,浸[5]成巨候,流入臟腑,傷於四肢、頭項、腹背也。而疾未甚,終不能知覺也。特[6]因他而作,或如傷寒,或如中暑,或腹背疼痛,或肢節不仁,或語言錯亂,或精神昏昧,或時喘乏,或暴盲聾,或飲食不入,或臟腑不通,或攣急不遂,或舒緩不收,或口眼牽搐,或手足顫掉。種種多狀,莫有達[7]者。故使愚俗束手受病,死無告陳。仁者見之,豈不傷哉!今述始末,略示後學,請深消息。

至於醉入房中,飽眠露下,當風取涼,對月貪歡,沐浴未乾而熟睡,房室纔罷而衝軒[8],久立於低濕,久佇[9]於水涯,冒雨而行,瀆寒而寢,勞傷汗出,食飲悲生,犯諸禁忌,因成疾矣。其於不正之氣,中於上則害於頭目,害於中則蠱於心腹,形於下則災於腰腳,及於旁則妨於肢節。千狀萬證,皆屬於氣腳。但起於腳膝,乃謂腳氣也。

形候脈證[10],亦在詳明。其脈浮而弦者,起於風;濡而弱者,起於濕;洪而數者,起於熱;遲而澀者,起於寒;滑而微者,起於虛;牢而堅者,起於實。在於上則由於上,在於下則由於下,在於中則生於中。結而因氣,散而因憂,緊則因怒,細則因悲。

風者,汗之而愈;濕者,温之而愈;熱者,解之而愈;寒者,熨之而愈。虛者補之,實者瀉之;氣者流之,憂者寬之;怒者悦之,悲者和之。能通此者,乃謂之良醫。

又,腳氣之病,傳於心腎則十死不治。入心則恍惚忘謬,嘔吐,食不入,眠不安寧,口眼不定,左手寸口〔11〕脈乍大乍小、乍有乍無者是也。入腎則腰腳俱腫,小便不通,呻吟不絕,目額皆見黑色,氣時上衝胸腹而喘,其左手尺中脈絕者是也。切宜詳審矣。

〔1〕類例　謂似而可比。《説文·犬部》:"類,種類相似。"段注:"引申段借爲凡相似之稱。"又,《説文·人部》:"例,比也。"

〔2〕目　條目。《漢書·劉向傳》:"校中秘書,各有條目。"

〔3〕起　疑爲"止"字之誤。

〔4〕清邪　謂霧露之邪。《傷寒論·辨脈法》:"陽中於邪,必發熱頭痛,項强頸攣,腰痛脛酸,所謂陽中霧露之氣,故曰清邪中上。"

〔5〕浸　漸進。《易·遯卦》:"浸而長也"。疏曰:"浸者,漸進之名。"

〔6〕特　寬保本作"時"。疑是。

〔7〕達　明達。《素問·寶命全形論》:"能達虛實之數者。"王冰注:"達,謂明達。"

〔8〕衝軒(xuān 宣)　謂推開窗户。《文選·謝瞻·答靈運詩》:"開軒減華燭。"注:"善曰:軒,窗也。"

〔9〕佇(zhù 柱)　《説文·新附》:"佇,久立也。"

〔10〕證　寬保本作"理",義長。

〔11〕口　此下孫本原衍"手"字,據瓚本删。

按：腳弱之證，大都因濕熱兼挾風毒，漸侵肌膚，下注足膝而成，隨後入臟腑，則諸證蜂起，此皆眾所知之。本論則獨以內傷七情，外傷六淫立論，分爲自內注於腳者名曰氣腳，從外而入於腳膝者名曰腳氣，而又明言病形頗相類例，此則發前人之所未發也。考諸《病源》、《千金》、《外臺》、《聖惠》、《普濟》，均詳述腳氣之病，且分述證型甚多，然未有並述氣腳者。或因病形頗相類例而合爲一乎？然，本書以病機、病因之異分爲氣腳與腳氣二病，自成其說，惜乎後世傳之者鮮矣。

論水腫脈證生死候第四十三

提要：本篇論水腫之病因、病機、脈候，故題曰論水腫脈證生死候。

全文分三段：首述人中百病，難療莫過於水之原因；次論十水之名及其病機、證候；末則附論消渴病久不愈者所患之水氣。

人中百病，難療者莫過於水也。水者，腎之制也；腎者，人之本也。腎氣壯則水還於海[1]，腎氣虛則水散於皮。又三焦壅塞，榮衛閉格，血氣不從，虛實交變，水隨氣流，故爲水病。有腫於頭目者，有腫於腰腳者，有腫於四肢者，有腫於雙目者。有因嗽而發者，有因勞而生者，有因凝滯而起者，有因虛乏而成者，有因五臟而出者，有因六腑而來者。類目多種，而狀各不同。所以難治者，由此百狀，人難曉達，縱曉其端，則又苦人以嬌[2]恣不循理法，觸冒禁忌，弗能備矣。故人中水疾死者多矣。

水有十名，具於篇末：一曰青水，二曰赤水，三曰黃水，四曰白水，五曰黑水，六曰玄水，七曰風水，八曰石水，九曰裏水，十曰氣水。

　　青水者，其根起於肝，其狀先從面腫，而漸行一身也。赤水者，其根起於心，其狀先從胸腫起也。黃水者，其根起於脾，其狀先從腹腫也。白水者，其根起於肺，其狀先從腳腫而上氣喘嗽也。黑水者，其根起於腎，其狀先從足跗腫。玄水者，其根起於膽，其狀先從頭面起，腫而至足者是也。風水者，其根起於胃，其狀先從四肢起，腹滿大而通身腫也。石水者，其根在膀胱，其狀起臍下而腹獨大是也。裹水者，其根在小腸，其狀先從[3]小腹脹而不腫，漸漸而腫也。又注云：一作小腹脹而暴腫也。氣水者，其根在大腸，其狀乍來乍去，乍盛乍衰者是也。此良由上下不通，關竅不利，氣血痞格，陰陽不調而致之也。其脈洪大者可治，微細者不可治也。

　　又，消渴之疾久不愈，令[4]人患水氣。其水臨時發散，歸於五臟六腑，則生爲病也。消渴者，因冒風衝熱，飢飽失節，飲酒過量，嗜慾傷頻，或餌金石，久而積成，使之然也。

　　〔1〕海　指"玉海"，即膀胱。

　　〔2〕嬌　瓚本作"驕"，疑是。

　　〔3〕先從　瓚本作"先起臍"，義長。

　　〔4〕令　瓚本此上有"亦"字，義長。

　　按：水之爲病，本論責之在腎與三焦，蓋水之制在腎，水之氣化在三焦也。而喻嘉言《醫門法律》謂水病以脾、肺、腎爲三綱，後世醫家宗之。本書第三十二論則謂三焦爲人之三元之氣，導上宣下，且下焦爲水道之系。又屬膀胱之宗始，因之，溢則作水，留則爲脹，故本論曰：三焦壅塞，榮衛閉格，血氣不從，虛實交變，水隨氣流，故爲水病。因而本論與喻氏之三綱說，其理一也。《金匱要略·水氣病脈證並治》分爲五水,乃依五臟分爲五大類型,本論基於此而加五腑,又分立五水之名,合而爲十水,爲何三焦之腑不分立一名?因本書確認三焦爲有名無形之中清之腑也。此後,醫家亦有以證候命名者,亦有以病因命名者。然就其病因、病機、病位、病性、病狀而言,每多交錯,不若"五水"、"十水"之分簡而明矣。

論諸淋及小便不利第四十四

提要:本篇論冷淋、熱淋、氣淋、勞淋、膏淋、砂淋、虛淋、實淋之病因病機及其小便不利諸候,故題曰論諸淋及小便不利。

全文分兩段:首論諸淋之病因及病名;次論八種淋之證候,猶着重論及砂淋之病因病機。

諸淋與小便不利者,皆由五臟不通,六腑不和,三焦痞澀,榮衛耗失,冒熱飲酒,過[1]醉入房,竭散精神,勞傷氣血,或因女色興[2]而敗精不出,或因迷寵[3]不已而真髓多輸,或驚惶不次[4],或思慮未寧,或飢飽過時,或奔馳才定,或隱忍大小便,或發泄久興,或寒入膀胱,或暑中胞囊。傷茲不慎[5],致起斯疾。狀候變異,名亦不同,則有冷、熱、氣、勞、膏、砂、虛、實之八種耳。

冷淋者,小便數,色白如泔也。熱淋者,小便澀而色赤如血也。氣淋者,臍腹滿悶,小便不通利而痛也。勞淋者,小便淋瀝不絕,如水之滴漏而不斷絕也。膏淋者,小便中出物如脂膏也。砂淋者,臍腹中隱痛,小便難,其痛不可忍,須臾從小便中下如砂石之類,有大者如皂子,或赤或白。一作黄。色澤不定。此由腎氣弱而貪於女色,房[6]而不泄,泄而不止,虛傷真氣,邪熱漸強,結聚而成砂。又如以火煮鹽,火大水少,鹽漸成石之類。謂腎者水也,鹹歸於腎,水消於下,虛熱日甚[7],煎結而成。此非一時而作也。蓋遠久乃發,成即五歲,敗即三年,壯人五載,禍必至矣,宜乎急攻。八淋之中,惟此最危。其脈盛大而實者可治,虛小而澀者不可治。虛者謂腎與膀胱俱虛,而精滑夢泄,小便不禁者也。實則謂經絡閉澀,水道不利,而莖痛腿酸者也。

又,諸淋之病,與淋[8]相從者活,反者死[9]凶。治療之際[10],亦在詳酌耳。

〔1〕過　瓚本作“遇”。

〔2〕興(xīng 星)　《說文·臼部》:“興,起也。”此言陽具亢奮而起。

〔3〕迷寵　謂迷戀所寵愛之女色。

〔4〕次　寬保本作“定”,義長。

〔5〕慎　此字亦不避“孝宗廟諱”,疑誤。

〔6〕房　謂行房事。

〔7〕甚　瓚本作“盛”。

〔8〕淋　寬保本作“脈”。疑是。

〔9〕死　疑衍。瓚本無。

〔10〕際　瓚本作“法”。

按:淋者,小便滴瀝而澀痛也。素有五淋之名,謂熱淋、石淋、血淋、氣淋、勞淋也。本論則分爲八種,砂淋即石淋,熱淋之甚即是血淋、虛淋、膏淋則可歸於勞淋,實淋、冷淋亦可分屬於熱淋、氣淋矣。

淋病之成因亦有內因、外因之分。本論則猶重虛傷真氣。文中就砂淋之論述尤詳,責傷腎尤切。較之徒言熱入下焦之論者,深遠多矣。

論服餌得失第四十五

提要：本篇論服用金石藥物之利弊及長期所服金石之法則，故題曰論服餌得失。

全文分兩段：首述服餌金石、草木、單方、復方效驗得失之原因；次論久服金石之基本法則。

石之與金，有服餌〔1〕得失者，蓋以其宜與不宜也。或草或木，或金或石，或單方得力，或群隊獲功，或金石毒發而致斃，或草木勢助而能全。

其驗不一者何也？基〔2〕本實者，得宣通之性，必延其壽；基本虛者，得補益之情，必長其年。虛而過瀉，實乃更增，千死其千，萬歿其萬，則決然也。

又，有年少之輩，富貴之人，恃其藥力，恣其酒慾，誇弄其術，暗使精神內捐，藥力扶持，忽然疾作，何能救療？如是之者，豈知災從內發，但恐藥餌無功，微〔3〕實可歎哉。

其於久服方藥，在審其宜。人藥相合，效豈妄邪？假如臟不足則補其臟，腑有餘則瀉其腑；外實則理外，內虛則養內；上塞則引上，下塞則通下，中澀—作結。則解中；左病則治左，右病則治右。上、下、左、右、內、外、虛、實，各稱其法，安有橫夭者也？故藥無不効，病無不愈者，切務於謹察矣。

〔1〕餌（ěr 耳）　服食。《廣雅·釋詁三》："餌，食也。"

〔2〕基　醫統本作"其"。

〔3〕功微　孫本原作"微功"。"微"字屬下讀。據瓚本乙轉。

按：金石服餌之記載，始見於《史記·扁鵲倉公列傳》："齊王侍臣遂病，自煉五石服之。"但其時之服石，僅爲炮制及服用礦物藥品以治病耳。至魏晉南北朝時，道教興起，貴族士子信奉長生不死、成仙得道之說教，遂服石成風，以致毒發致斃者累見，故本篇專論服餌得失，誠爲警世之言。

辨三痞論並方第四十六

提要：本篇論上痞、中痞、下痞之證候及服餌之方，故題曰辨三痞論並方。

全文分四段：首論金石草木服餌之要；次則分論上痞、中痞、下痞之證候及方藥。

金石草木，單服皆可以不死者，有驗無驗，在乎有志無志也。雖[1]能久服，而有其藥熱壅塞而不散，或上或下，或痞或澀[2]，各有其候，請速詳明。用其此法，免敗其志，皆於壽矣。謹候論並方，具在後篇。

辨上痞候並方

上痞者，頭眩目昏，面赤心悸，肢節痛，前後不仁，多痰，短氣，懼火，喜寒。又，狀若中風之類者，是也。宜用後方：

桑白皮闊一寸，長一尺　檳榔一枚　木通一尺，去皮。一本作一兩　大黃三分，濕紙[3]煨　黃芩一分　澤瀉二兩

右剉爲粗末，水五升，熬取三升，取清汁，分二一本作三。服。食後，臨臥服。

辨中痞候[4]並方

中痞者，腸滿[5]，四肢倦，行立艱難，食已嘔吐，冒昧，減食或渴者，是也。宜用後方：

大黄—两。濕紙十重包裹,煨,令香熟,切作片子　檳榔—[6]
枚　木香—分

右爲末,生蜜爲圓,如桐子[7]大。每服三十圓,生薑
湯下。食後、日午,日進二服。未減,加之。効,即勿再服。
附方:

桂五錢[8]。不見火　檳榔—箇　黑牽牛四兩。生,爲末二兩
右爲末,蜜酒調[9]二錢,以利爲度。

辨下癌候並方

下癌者,小便不利,臍下滿硬,語言蹇滯,腰背疼痛,
腳重不能行立者,是也。宜用後方:

瞿麥頭子—兩　官桂—分　甘遂三分　車前子—兩,炒
右件爲末,以豵猪[10]腎—箇,去筋膜,薄批開,入藥
末二錢,匀糝[11],濕紙裹,慢火煨熟,空心細嚼,温酒送
下,以大利爲度。小便未利,臍腹未軟,更服附方:葱白—
寸,去心,入硇砂末—錢,安葱心中,兩頭以線子系之。濕
紙包煨熟,用冷醇酒送下。空心服,以効爲度。

〔1〕雖　瓚本此上有“志士”二字。疑是。

〔2〕或澀　瓚本作“在中”。義長。

〔3〕紙　瓚本此下有“裹”字,疑是。

〔4〕候　孫本無,據醫統本、寬保本補。依上下文例亦當如此。

〔5〕滿　寬保本此上有“脹”字,義長。

〔6〕一　醫統本作“二”。

〔7〕桐子　寬保本此上有“梧”字,義明。

〔8〕五錢　寬保本作“半兩”。

〔9〕調　瓚本此下有“下”字。

〔10〕豶（fèn 憤）猪　即經閹割之猪。《説文·豕部》：“豶，羠豕也”。羠，段注：“去勢之謂也。”

〔11〕匀糁（sǎn 傘）　以米匀和。《禮記·内則》：“糁，取牛羊豕之肉，三如一，小切之，與稻米。稻米二，肉一，合以爲餌，煎之。”

按：痞病多因痰食作祟，故無論上痞、中痞、下痞，本篇所列之方，皆伍以檳榔、瞿麥頭子等消水氣、下痰食之藥。

論諸病治療交錯致於死候第四十七

提要：本篇論十七種治療方法於諸病之宜與不宜，指出亂投湯丸，動輒交錯則可使輕者令重，重者令死。故題曰論諸病治療交錯致於死候。

全文分三段：首論諸治療方法及其作用，次論當用與不當用及不當用而用之危害，末論諸法之應用原則。

夫病者，有宜湯者，有宜圓者，有宜散者，有宜下者，有宜吐者，有宜汗者，有宜灸者，有宜鍼者，有宜補者，有宜按摩者，有宜導引者，有宜蒸熨者，有宜澡洗者，有宜悅愉者，有宜和緩者，有宜水者，有宜火者。種種之法，豈能一也？若非良善精博，難爲取愈。其庸下識淺，亂投湯圓，下汗補吐，動使交錯，輕者令重，重者令死，舉世皆然。

且湯，可以蕩滌臟腑，開通經絡，調品陰陽，袪分邪惡，潤澤枯朽，悅養皮膚，益充氣力，扶助困竭，莫離於湯也。圓，可以逐風冷，破堅癥，消積聚，進飲食，舒榮衛，開關竅，緩緩然參合，無出於圓也。散者，能袪風寒暑濕之氣，攄寒濕穢毒之邪，發揚四肢之壅滯，除剪五臟之結伏，開腸和胃，行脈通經，莫過於散也。下則疏豁閉塞，補則益助虛乏，灸則起陰通陽，鍼則行榮引衛，導引則可以逐客邪於關節,按摩則可以驅浮淫於肌肉。蒸熨辟冷,煖[1]洗生陽,悦愉爽神,和緩安氣。

若實而不下,則使人心腹脹滿,煩亂,鼓腫。若虛而不補,則使人氣血消散,精神耗亡,肌肉脱失,志意昏迷。可汗而不汗,則使人毛孔關塞,悶絶而終。合吐而不吐,則使人結胸上喘,水食不入而死。當灸而不灸,則使人冷氣重凝,陰毒内聚,厥氣上衝,分逐[2]不散,以致消滅。當鍼而不鍼,則使人榮衛不行,經絡不利,邪漸勝真,冒昧而昏。宜導引而不導引,則使人邪侵關節,固結難通。宜按摩而不按摩,則使人淫隨肌肉,久留不消。宜蒸熨而不蒸熨,則使人冷氣潛伏,漸成痺厥。宜澡洗而不澡洗,則使人陽氣上行,陰邪相害。

不當下而下,則使人開腸蕩胃,洞泄不禁。不當汗而汗,則使人肌肉消絶,津液枯耗。不當吐而吐,則使人心神煩亂,臟腑奔衝。不當灸而灸,則使人重傷經絡,内蓄炎[3]毒,反害中和,致於不可救。不當鍼而鍼,則使人氣血散失,關機[4]細縮。不當導引而導引,則使人真氣勞敗,邪氣妄行。不當按摩而按摩,則使人肌肉膜脹,筋骨舒張。不當蒸熨而蒸熨,則使人陽氣徧行,陰氣内聚。不當淋渫[5]而淋渫,則使人濕侵皮膚,熱生肌體。不當悦愉而悦愉,則使人神失氣消,精神不快。不當和緩而和緩,則使人氣停意此下趙寫本俱缺。折,健忘傷志。

大凡治療,要合其宜。脈狀病候,少陳於後。凡脈不緊數,則勿發其汗。脈不疾數,不可以下。心胸不閉,尺脈微弱,不可以吐。關節不急,榮衛不壅,不可以鍼。陰氣不盛,陽氣不衰,勿灸。内無客邪,勿導引。外無淫氣,勿按摩。皮膚不痺,勿蒸熨。肌内[6]不寒,勿煖[7]洗。神不凝迷,勿悅愉。氣不急奔,勿和緩。順此者生,逆此者死耳。脈病之法,備説在前。

〔1〕〔7〕煖　瓚本作"澡"。據上文則疑是。

〔2〕逐　孫本作"遂",形近之誤。據瓚本改。

〔3〕炎　寬保本作"痰"。可参。

〔4〕關機　寬保本作"機關",疑是。

〔5〕淋淶(xié 屑)　瓚本眉批云:"按淋淶據上文當作澡洗"。可從。

〔6〕内　醫統本作"肉"。疑是。

　按:治療之法用之臨床,當與不當,宜與不宜,乃醫家所必諳,古今論及於斯者多矣。本論列舉十七法,論中肯綮。若得其真諦,操持在握,則運用如神矣。

　治療諸法之當與不當,宜與不宜,後世亦有精究者,如清·心禪(普陀山僧,以醫名於世)之《一得集》云:"邪在表者,宜汗;在肌者,宜解;在榮衛者,宜和。"又,"在膈上者,宜吐;在腸胃者,宜下。在臟,則非湯劑所能盡主之矣。如肺病多有用散者,以肺居最高,用藥宜輕。心、肝、脾有或宜丹或宜圓者,以其地位深幽,治之宜緩;腎則多虛少實,故或宜於圓或宜於膏。"但此論囿於汗、吐、下、和、解及劑型之運用。可見千載之後所論,仍不若本篇之全面而明晰,不若本篇之條理分明而如綱在握,故本篇堪稱古代論中醫治法宜忌之名篇矣。

論診雜病必死候第四十八

　提要:本篇論雜病難治之脈候,故題曰論診雜病必死候。

　全文分兩段:首述脈候生死之別及診死候之重要;次則分述雜病必死脈候六十四種。

　　夫人生氣健壯者，外色光華，內脈平調。五臟六腑之氣消耗，則脈無所依，色無所澤，如是者百無一生。雖能飲食行立，而端然不悟，不知死之逼矣，實爲痛也[1]！其大法列之於後。

　　病瞪目引水，心下牢滿，其脈濡而微者死。　病[2]吐衄，瀉血，其脈浮大牢數者死。　病妄言，身熱，手足冷，其脈細微者死。　病大洩不止，其脈緊大而滑者死。　病頭目痛，其脈澀短者死。　病腹中痛，其脈浮大而長者死。病腹痛而喘，其脈滑而利，數而緊者死。　病四逆者，其脈浮大而短者死。　病耳無聞，其脈浮大而澀者死。病腦痛，其脈緩而大者死。　左痛[3]右痛，上痛[4]下痛者死。　下痛[5]而脈病者死。病厥逆，呼之不應，脈絕者死。　病人脈宜大，反小者死。　肥人脈細欲絕者死。　瘦人脈躁者死。人脈本滑利，而反澀者死。　人脈本長，而反短者死。　人尺脈上應寸口太遲者死。　溫病，三四日未汗，脈太疾者死。　溫病，脈細微而往來不快，胸中閉者死。　溫病，發熱甚，脈反細小[6]者死。　病甚，脈往來不調者死。　溫病，腹中痛、下痢者死。　溫病，汗不出，出不至足者死。　病瘧，腰脊強急、瘈瘲者死。　病心腹脹滿、痛不止，脈堅大洪者死。　痢血不止，身熱，脈數者死。　病腹滿，四逆，脈長者死。　熱病七八日，汗當出反不出，脈絕者死。　熱病七八日，不汗、躁狂、口舌焦黑，脈反細弱者死。熱病，未汗出，而脈大盛者死。　熱病，汗出而脈未盡[7]，往來轉大者死。　病咳嗽，脈數身瘦者死。暴咳嗽，脈散者死。　病咳，形肥，脈急甚者死。　病嗽而嘔，便滑不禁，脈弦欲絕者死。　病諸嗽喘,脈沉而浮[8]者死。　病上氣,脈數者死。　病肌熱、形瘦、脫肛、熱不去,脈甚緊急者死。　病腸澼,轉筋,脈極數者死。　病中風,痿疾[9]不仁,脈緊急者死。　病上喘氣急,四匝[10]脈澀者死。　病寒熱、瘈瘲,脈大者死。　病金瘡血不止,脈大者死。　病墜損內傷,脈小弱者死。　病傷寒,身熱甚,脈反小者死。　病厥逆,汗出,脈虛而緩者死。　病洞泄,不下食,脈急者死。　病腸澼,下白膿者死。　病腸澼,下膿血,脈懸絕者死。　病腸澼,下膿血,身有寒,脈絕者死。　病咳嗽,脈沉堅者死。　病腸中有積聚,脈虛弱者死。　病水氣,脈微而小者死。　病水脹如鼓,脈虛小澀者死。　病泄注,脈浮大而滑者死。　病內外俱虛,臥不得安,身冷,脈細微,嘔而不入食者死。　病冷氣上攻,脈逆而澀者死。　卒死,脈堅而細微者死。　熱病三五日,頭痛、身熱、食如故,脈直而疾者,八日死。　久病,脈實者死。　又虛緩、虛微、虛滑、弦急者死。　卒病,脈弦而數者死。

凡此凶脈,十死十,百死百,不可治也。

〔1〕也　孫本爲闕文號,據醫統本補,依上下字意亦當如此。

〔2〕病　孫本作"論"。據瓚本、醫統本、寬保本改。依上下文例亦當如此。

〔3〕〔4〕痛　醫統本作"病",義長。《脈經·卷五》作"左有病而右痛,右有病而左痛,下有病而上痛,上有病而下痛,此爲逆,逆者死,不可治。"可參。

〔5〕下痛　疑爲"不病"二字之誤。《脈經·卷五》作"脈病人不病者死。"可參。

〔6〕細小　孫本作"小死",據醫統本改。

〔7〕盡　醫統本作"静"，義長。《脈經·卷四》作"熱病已得汗，脈静安者生，脈躁者難治。"可參。

〔8〕浮　疑爲"澀"字之誤。

〔9〕疾　瓚本、醫統本作"躄"；寬保本作"厥"。可參。

〔10〕四匝(zā 扎)　醫統本作"四肢寒"。義長。

按：本篇所論，大部分可見於《脈經·卷五·扁鵲診諸反逆死脈要訣第五》以及《脈經·卷四·診百病死生訣第七》、《千金要方·卷二十八·扁鵲診諸反逆脈要訣第十四》。同一決生死法，《脈經》、《千金要方》所論均冠以扁鵲，此則託名於華佗，由斯可見，此法必有所自，或可謂作者撰用自古醫經而成者，而經扁鵲、華佗傳於世焉。

本篇所論包括熱病(温病)，而題曰"診雜病必死候"者，蓋指諸病而言也。

本篇及下篇所論，多就望診、切脈而決死生，其中大部分確爲卓識宏驗，但亦有屬於以五行生克等學説爲依憑而推論者，非可遽言不足徵信，然亦不可全憑此而決斷死生，尚待今後驗證之。

文中之"死"字，含義有二：一爲難治，一爲不壽，未可概以死不治視之。

察聲色形證決死法第四十九

提要：本篇論述憑患者聲音、色澤、形體、氣味以辨析、診斷、預後之基本方法，故題曰察聲色形證決死法。

全文分兩段：首論醫者臨病決生死必須著意精察；次述諸決死法計五十二條。

凡人五臟六腑，榮衛關竅，宜平生氣血順度，循環無終，是爲不病之本。若有缺絶，則禍必來矣。要在臨病之時,存神内想,息氣内觀,心不妄視,著意精察,方能通神明,探幽微,斷死決生,千無一誤,死之證兆,具之於後。

黑色起於耳目鼻上,漸入於口者死。 赤色見於耳目額者,五日死。 黑白色入口鼻目中者,五日死。 黑或如馬肝色,望之如青,近則如黑者死。 張口如魚,出氣不反者死。 循摸衣縫者死。 妄語錯亂及不能語者死;熱病即不死。 尸臭不可近者死。 面目直視者死。 肩息者,一日死。 面青人中反者,三日死。 面無光,牙齒黑者死。 面青目黑者死。 面白目黑者,十日死。 面赤眼黄,即時死。 面黑目白者,八[1]日死。 面青目黄者,五日死。 眉系傾者,七日死。 齒忽黑色者,三十日死。 髮直者,十五日死。 遺尿不覺者,五六日死。 唇口乍乾黑者死。 爪甲青黑色死。頭目久痛,卒視不明者死。 舌卷卵縮者死。 面黑直視者死。 面青目白者死。面黄目白者死。 面目俱白者死。 面目青黑者死。 面青、唇黑者死。 髮如麻,喜怒不調者死。 髮眉[2]如衝起者死。 面色黑,脇滿不能反側者死。 面色蒼黑,卒腫者死。 掌腫無紋,臍腫出,囊莖俱腫者死。 手足爪甲肉黑色者死。 汗出不流者死。 唇反人中滿者死。 陰陽俱絶,目匡陷者死。 五臟内外絶,神氣不守,其聲嘶者死。 陽絶陰結,精神恍惚,撮空裂衣者死。 陰陽俱閉,失音者死。 榮衛耗散,面目浮腫者死。 心絶於腎[3],肩息,回眄[4],目直者,一日死。 肺絶則氣去不反,口如魚口者,三日死。 骨絶,腰脊痛,腎中重,不可反側,足膝後平者,五日死。 腎絶,大便赤澀,下血,耳乾,腳浮,舌腫者,六日死;又曰,足腫者九日死。 脾絕,口冷,足腫,脹泄不覺者,十二日死。 筋絕,魂驚,虛恐,手足爪甲青,呼罵不休者,八九日死。 肝絕,汗出如水,恐懼不安,伏臥,目直面青者,八日死;又曰,即時死。 胃絕,齒落,面黃者[5],七日死;又曰,十日死。

凡此,察聽之,更須詳酌者矣。

〔1〕八 醫統本作"十"。

〔2〕眉 孫本作"肩",形近之誤,據瓚本改。

〔3〕於腎 疑衍。

〔4〕回眄(miǎn 勉) 回視。黑睛上旋反視貌,爲垂危之象。《廣雅·釋詁一》:"眄,回視也。"

〔5〕胃絕齒落面黃者 《脈經》卷四及《千金要方》卷二十八均作"病人骨絕,齒黃落"。可參。

按:本篇所論亦見諸《脈經》及《千金要方》,後世《儒門事親》亦稱引之,文字雖有微殊,其旨實無大異。有諸內必形諸外,故見外可以知內,察聲色形證以決死生,永不失爲醫者必知之法。

華氏中藏經卷中終

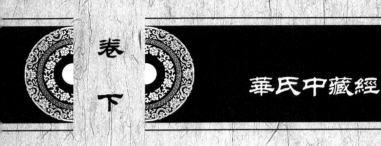

華氏中藏經

賜進士及第授通奉大夫署山東布政使督糧道孫星衍校

療諸病藥方六十八[1]道

萬應圓

甘遂三兩　芫花三[2]兩　大戟三[3]兩　大黃三兩[4]　三稜三兩　巴豆二兩,和皮[5]　乾漆二兩,炒　蓬朮[6]二兩　當歸五[7]兩　桑皮二兩　硼[8]砂三兩　澤瀉八[9]兩　山梔仁二兩　檳榔一[10]兩　木通一兩　雷丸一兩　訶子一兩　黑牽牛五[11]兩　五靈脂五兩　皂角七定,去皮弦

右件二十味,剉碎,洗淨。入米醋二斗[12],浸三日。入銀[13]器或石[14]器內慢火熬,令醋盡。焙乾焦,再炒爲黃色,存性。入後藥:

木香一兩　丁香一兩　肉桂一兩,去皮　肉豆蔻[15]一兩　白朮一[16]兩　黃芪一[17]兩　没藥一兩　附子一兩,炮去皮臍[18]　茯苓[19]一兩　赤芍藥一[20]兩　川芎二兩　牡丹皮二[21]兩　白牽牛二兩　乾薑二兩　陳皮二兩　芸薹二兩,炒　地黃[22]三兩　鱉甲三兩,醋炙　青皮三兩　南星二兩,漿水煮軟,切,焙

右二十味,通前共四十味,同杵,羅爲末,醋煮,麵糊

爲圓,如綠豆大。用度謹具如左。合時須在一淨室中,先嚴潔齋心,滌慮焚香,精誠懇諸方聖者以助藥力,尤效速也。

結胸傷寒,用油漿水下七圓,當逐下惡物。如人行二十里未動再服[23]。多年積結、殕食、癥塊,臨臥水下三圓至五圓。每夜服之,病即止。如記得因傷物作積,即隨所傷物下七圓。小兒、姙婦、老人勿服。 水氣,通身腫黃者,茯苓湯下五圓,日二服,水消爲度。如要消酒、進食,生薑湯下一圓。 食後腹中一切痛,醋湯下七圓。 膈氣噎病,丁香湯下三圓。夜一服。 因傷成[24]勞,鱉甲湯下七[25]圓。日三服。漸安,減服。 小腸痃癖氣,茴香湯下三圓。 大小便不通,蜜湯下五圓。未通,加至七圓。 九種心痛,茱萸湯下五圓。立止。 尸注走痛,木瓜湯下三圓。 腳氣,石楠湯下五圓。每日食前服。 卒死氣未絕,小便化七圓,灌之立活。產後血不行,當歸酒下三圓。 血暈、血迷、血蠱、血痢、血脹、血刺、血塊、血積、血癥、血瘕,並用當歸酒下二圓。逐日服。 難產、橫倒,榆白皮湯下二圓。胞衣不下,燒稱鎚通紅,以酒淬之,帶熱下二圓。惟孕婦患不可服,產急難,方可服之。 脾瀉血痢,乾薑湯下一圓。 赤白痢,甘草乾薑湯下一圓。 赤痢,甘草湯下一圓。 白痢,乾薑湯下一圓。 胃冷吐逆,並反胃吐食,丁香湯下二圓。卒心腹痛不可忍者,熱醋鹽湯下三圓。 如常,服一圓。臨臥,茶清下。 五爛[26]疾,牛乳下一圓。每日二服。 如發瘧時,童子小便,酒下十圓。化開灌之,吐利即愈,其效如神。

〔1〕八 原無,據此後實有藥方數目補。

〔2〕三 趙本作“二”。

〔3〕三 趙本、醫統本作“二”。

〔4〕兩 醫統本、寬保本此下有“煨”字。

〔5〕和皮 醫統本作“去皮”。義長。

〔6〕蓬尤 孫本作“蓬木”，“木”字乃形近之誤，據趙本改。又，醫統本、寬保本作“蓬莪茂”。

〔7〕五 趙本作“三”。

〔8〕硼 趙本作“磠”；寬保本作“硇”。

〔9〕八 趙本、醫統本作“二”。

〔10〕一 趙本作“二”。

〔11〕五 趙本作“三”。

〔12〕斗 醫統本、寬保本作“升”。

〔13〕銀 趙本作“金”。

〔14〕石 趙本作“銀”。

〔15〕蔻 孫本無，據醫統本、寬保本補。

〔16〕一 趙本作“二”。

〔17〕一 趙本作“四”。

〔18〕皮臍 趙本此下有“人參三兩”。

〔19〕茯苓 醫統本、寬保本作“赤茯苓”。

〔20〕一 趙本作“二”。

〔21〕二 趙本作“一”。

〔22〕地黃 醫統本、寬保本作“熟地黃酒浸一宿”。

〔23〕再服 孫本原作小字注文，據文義改排爲正文。

〔24〕成 孫本作“盛”，據趙本改。

〔25〕七 趙本作“二”。

〔26〕爛 趙本作“癇”，疑是。

療萬病六神丹

雄黃一兩,研　礜石一兩,燒　巴豆一兩,去皮　附子一兩,
炮　藜蘆三兩　朱砂二兩[1]。一兩別研,一兩爲衣[2]

右爲末,煉蜜爲圓如小豆大,一等作黍米大。男子百
疾,以飲服二圓。小兒量度與[3]小者服。得利即差。

〔1〕兩　趙本作“斤”。

〔2〕一兩別研,一兩爲衣　趙本作“以砂鋪器底,將藥隔開,微火炙之,
三日配藥,爲末,帶黃即換”。

〔3〕與(yǔ宇)　給予。《周禮·春官·大卜》:“三日與”注:“與,謂予人
物也。”

安息香圓　治傳屍,肺痿,骨蒸,鬼疰,卒心腹疼,霍
亂吐瀉,時氣,瘴瘧,五利,血閉,疢癖,丁腫,驚邪諸疾。

安息香　木香　麝香　犀角　沉香　丁香　檀
香　香附子　訶子　朱砂　白尤　蓽撥已上各一兩　乳
香　龍腦　蘇合香已上各半兩

右爲末,煉蜜成劑,杵一千下,圓如桐子大,新汲水化
下四圓。老幼皆一圓。以絳囊子盛一圓,彈子大,懸衣,
辟邪毒魍魎甚妙。合時,忌雞、犬、婦人見之。

明月丹　治傳尸勞。

雄黃半兩　兎糞二兩　輕粉一兩[1]　木香半兩　天靈蓋
一兩,炙　鱉甲一箇,大者去裙襴[2],醋炙焦黃

右爲末,醇酒一大升,大黃一[3]兩,熬膏,入前藥末,
爲圓如彈子大,朱砂爲衣。如是傳尸勞,肌瘦面黃,嘔吐
血、咳嗽不定者是也。先燒安息香,令烟起,吸之不嗽者,
非傳尸也,不可用此藥。若吸烟入口,咳嗽不能禁止者,
乃傳尸也,宜用此藥。五更初,勿令人知,以童子小便與

醇酒共一盞,化一圓服之。如人行二十里,上[4]吐出蟲,
其狀若燈心而細,長及寸,或如爛李,又如蝦蟆,狀各不
同。如未効,次日再服,以應爲度。仍須初得,血氣未盡、
精神未亂者可用之。

〔1〕兩 醫統本、寬保本作"分"。

〔2〕襴 孫本作"爛",形近之誤,據趙本改。

〔3〕一 醫統本、寬保本作"半"。

〔4〕上 醫統本、寬保本作"當"。義長。

地黃煎 解勞,生肌肉,進食,活血養氣[1]。

生地黃汁五升　生杏仁[2]汁一[3]升　薄荷汁一[4]升　生
藕汁一[5]升　鵝梨汁一升　法酒二升　白蜜四兩　生薑汁
一[6]升

已上,同於銀石器中,慢火熬成膏,却入後藥:

柴胡四[7]兩,去蘆,焙　木香四[8]兩　人參[9]二[10]兩　白
茯苓二[11]兩　山藥二[11]兩　柏子仁二[11]兩　遠志二[11]兩,
去心　白朮二[11]兩　桔梗二[12]兩　枳實[13]二兩,麩炒　秦艽
三[14]兩,去蘆　麝香二錢[15],另研　熟地黃四兩

右末,入前藥膏中和,再入臼中,杵二三千下,圓如桐
子大。每服食藥,用甘草湯下二十圓。食後,日三服。安,
即住服。

〔1〕氣 醫統本、寬保本作"心",義長。

〔2〕杏仁 趙本作"人參",可參。

〔3〕〔4〕〔5〕〔6〕一 醫統本、寬保本作"五"。

〔7〕四 醫統本、寬保本作"三"。

〔8〕四 趙本作"三",醫統本、寬保本作"二"。

〔9〕人參 趙本作"沙參"。

〔10〕二　醫統本、寬保本作“一”。

〔11〕二　醫統本、寬保本作“一”。

〔12〕二　醫統本、寬保本作“四”。

〔13〕枳實　醫統本、寬保本作“枳殼”。

〔14〕三　醫統本、寬保本作“二”。

〔15〕二錢　醫統本、寬保本作“半兩”。

起蒸中央湯

黃連五兩

右㕮咀〔1〕，以醇酒二斗，同熬成膏。每夜以好酒化下彈子大一圓，汗出爲度。仍服補藥麝臍圓。

〔1〕㕮咀(fǔ jǔ 斧舉)　咬碎(或切碎)藥物之法，《別錄·合藥分劑法則》：“㕮咀，古之制也。古人無刀切片，以口咬細令如麻豆，爲粗(渣)藥煎之，使藥水易清，飲於腸中則易升易散。今人以刀剉如麻豆大，此㕮咀之易成也。”

補藥麝臍〔1〕圓

麝臍〔2〕一枚，燒灰　地黃洗　地骨皮　山藥　柴胡各一兩　白术二兩〔3〕　活鱉一箇，重二斤者佳

右將鱉入醇酒一方〔4〕，煮令爛熟，研細；入汁，再熬膏；入末，圓如桐子大。酒服二十圓，日二、夜一。蒸，謂骨蒸也。氣血相搏，久而瘦弱，遂成勞傷、肉消、毛落、妄〔5〕血、喘咳者，是也。宜以前法治之。

〔1〕麝臍　即麝香殼。爲麝香腺囊取出之後，剩下之臍部皮脂所結之殼。

〔2〕臍　孫本無，據方名補。

〔3〕二兩　孫本脱，據趙本補。

〔4〕方　疑爲“升”字之誤。

〔5〕妄　疑爲"亡"字之誤。

太上延年萬勝追魂散[1]

人參去蘆[2]　柴胡去苗[3]　杏仁去皮尖[4]　天靈蓋炙,各
一兩　蜀椒一分[5]　桃柳心一小握

右爲末。童子小便一升,末一兩,坥[6]瓶中煎,令熟。
空心,日午各進一服。經五日効。

〔1〕追魂散　寬保本此下有"治勞瘦垂死方"六字。

〔2〕去蘆　趙本此下有"四兩"二字。

〔3〕去苗　趙本此下有"二兩"二字。

〔4〕去皮尖　趙本此下有"一兩"二字。

〔5〕一分　趙本作"二分"。寬保本此下有"去目微炒出汗"六字。

〔6〕坥(jì 寄)《六書故》:"今人以坥爲陶器。"

醉仙丹　主偏枯不遂,皮膚不仁。

麻黃一升[1],去節,水煮,去沫,焙乾,作末　南星七箇,大者[2]
大[3]附子三箇,黑者[4]　地龍七條,去土

右除麻黃外,先末之。次將麻黃末,用醇酒一方[5]熬
成膏,入末[6],圓如彈子大。每服[7]食後、臨睡,酒化一圓,
汗出爲度。偏枯不遂,皮膚不仁者[8],皆由五臟氣虛,風
寒暑濕之邪蓄積於中,久而不散,乃成疾焉。以前法主之。

〔1〕升　趙本作"斤",醫統本作"兩"。

〔2〕大者　醫統本、寬保本作"炮去皮"。

〔3〕大　醫統本、寬保本作"黑"。

〔4〕黑者　醫統本、寬保本作"去皮"。

〔5〕方　醫統本、寬保本作"升",疑是。

〔6〕入末　醫統本、寬保本作"入前末"。義長。

〔7〕服　醫統本、寬保本作"日"。

〔8〕者　孫本無。據醫統本、寬保本補。

靈烏丹　治一切冷疾、疼痛、麻痺、風氣。

川烏一斤。河水浸七日,換水浸。去皮尖,切片,乾之　牛膝二兩。酒浸,焙　何首烏四兩。製如川烏法

右爲末,煉蜜圓如桐子大,朱砂爲衣。空心,酒下七圓,漸加至十圓。病已即止。

扁鵲玉壺丹　駐顏補煖,祛萬痛〔1〕。

硫黃一斤。以桑灰淋濃汁五斗,煮硫黃令伏,以火煨之,研如粉。掘一地坑子,深二寸許,投水在裏,候水清,取調硫黃末,稀稠得所。磁器中煎乾。用鏇一箇,上傅以砂,砂上鋪紙,鏇下以火煨熱,即取硫黃滴其上,自然色如玉矣〔2〕。

右以新炊飲爲圓,如麻子大。空心、食前,酒下十圓。

〔1〕痛　疑爲"病"字之誤。

〔2〕硫黃……自然色如玉矣　趙本此方組成大異,錄之如左:

硫黃一斤。桑皮灰三石斗,淋汁煮七次,汁盡爲度。人參一斤,去蘆,煎汁,製黃,候黃如粉白,再入參汁。　朱砂五斤,碾細,入鏇內。上鋪紙,下以微火炙之。候熱,將黃和水,不乾不濕,滴紙上,半煮,香,即白如粉。將參汁煮黃,以汁盡爲度,曬乾爲末。

葛玄真人百補構〔1〕精圓

熟地黃四兩〔2〕　山藥二兩　五味子六兩　蓯蓉三〔3〕兩,酒浸一宿　牛膝二〔4〕兩,酒浸〔5〕

山茱萸一兩　澤瀉一兩　茯苓一〔6〕兩,去皮　遠志一兩,去心　巴戟天一兩,去心　赤石脂一兩　石膏一兩〔7〕　柏子仁一兩〔8〕,炒　杜仲三兩,去皮,剉碎,慢火炒,令絲斷

右爲末,煉蜜圓如桐子大。空心、溫酒下二十圓。男子婦人皆可服。

〔1〕構　孫本原作"高宗廟諱",今恢復本字。

〔2〕兩　醫統本、寬保本此下有"酒浸一宿切焙乾秤"八字。

〔3〕三　醫統本、寬保本作"二"。

〔4〕二　趙本作"三"。

〔5〕酒浸　醫統本、寬保本作"去蘆剉寸酒浸一宿焙乾"。

〔6〕一　趙本作"二"。

〔7〕兩　醫統本、寬保本此下有"火燒令赤出火毒"七字。

〔8〕兩　醫統本、寬保本此下有"微炒另研"。

澀精金鎖丹

韭子一升,酒浸三宿,濾出焙乾,杵爲末[1]

右用酒糊爲圓,如桐子大,硃砂爲衣。空心、酒下二十圓。

〔1〕末　趙本此下有"料豆半斗酒浸"。

療百疾延壽酒

黃精四斤　天門冬三斤　松葉六斤　蒼朮四斤　枸杞子五升[1]

右以水三碩[2],煮一日,取汁,如釀法成。空心,任意飲之。

〔1〕黃精……五升　升,醫統本、寬保本作"斤"。趙本此方組成大異,錄之如左:

枸杞四斤　天門冬三斤　松葉六斤

〔2〕碩(shí 石)　借作"石"(dàn 擔)。《説苑·辨物》:"十斗爲石"。

交藤圓　駐顏長算[1],祛百疾。

交藤根一斤,紫色者。河水浸七日,竹刀刮去皮,曬乾[2]　茯苓五兩　牛膝二兩[3]

右爲末,煉蜜,搜成劑,杵一萬下,圓如桐子大,紙袋盛之。酒下三十圓,空心服。久服延壽,忌[4]猪羊肉[5]。

〔1〕長算　長命,長壽。算,壽數。《廣韻·換第二十九》:"算,計歷數者也。"引伸爲壽命之數。

〔2〕交藤根……曬乾　醫統本、寬保本作"何首烏即交藤根也用一斤赤白者"。

〔3〕牛膝二兩　趙本無。

〔4〕忌　醫統本、寬保本此下有"食"字,疑是。

〔5〕肉　醫統本、寬保本作"血"。

天仙圓　補男子婦人虛乏。

天仙子　五靈脂各五兩

右炒,令焦黑色,杵末,以酒糊爲圓如緑豆大。食前,酒服十五圓。

按:趙本無五靈脂,且天仙子爲十兩,其藥性苦溫,有大毒,無補虛之功用,與主治有悖,臨證當慎用。

左慈真人陸本無此上四字,作善養。**千金地黃煎**

生地黃一秤,取汁,於石器中熬成膏,入熟乾地黃末,看硬軟劑,杵千下[1]

右圓如桐子大,每服二十圓,空心服,久服斷慾,神仙不死。

〔1〕於石器中……杵千下　醫統本、寬保本作"熬入熟地黃末,酒圓,下二十圓"。

取積聚方

輕粉　粉霜　朱砂各半兩　巴豆霜二錢半[1]

右同研匀,煉蜜作劑,旋圓如麻子大。生薑湯下三圓。量虛實加減[2]。

〔1〕巴豆霜二錢半　趙本無。

〔2〕加減 趙本此下有"服之"二字。

治癥瘕方

大黄濕紙裹,煨 三稜濕紙裹,煨熱,剉 硼[1]砂研 乾漆炒,令烟盡 巴豆去皮,出油

已上各一兩,爲末,醋一方[2],熬成膏,入後藥:

木香 丁香 枳實[3]麩炒,去穰[4] 桂心各一兩[5]

右爲末,入前項膏子和成劑,杵千下,爲圓如綠豆大。飲服三五圓,食後服[6]。

〔1〕硼 趙本作"硼"。醫統本、寬保本作"硇"。

〔2〕方 醫統本、寬保本作"升"。

〔3〕枳實 醫統本、寬保本作"枳殼"。

〔4〕麩炒去穰 醫統本、寬保本作"去穰,切,鹽炒黄"。

〔5〕一兩 醫統本、寬保本作"一兩半"。

〔6〕飲……服 寬保本作"米湯下三圓"。

通氣阿魏圓 治諸氣不通,胸背痛,結塞悶亂者,悉主之。

阿魏二兩 沉香一兩 桂心半兩 牽牛末二[1]兩

右先用醇酒一升,熬阿魏成膏,入藥末爲圓櫻桃大,朱砂爲衣。酒化一圓[2]。

〔1〕二 趙本作"一"。

〔2〕酒化一圓 寬保本作"一圓,酒化下。諸氣不通,胸背痛結,悶亂宜"。

治尸厥卒痛方 尸厥者,謂忽如醉狀,肢厥而不省人事也。卒痛者,謂心腹之間,或左右脇下,痛不可忍,俗謂鬼箭者是。

雄黄二兩,研 朱砂二兩,研

右二味,再同研勻,用大蒜一頭,濕紙裹、煨,去紙,杵爲圓,櫻桃大。每服一圓,熱酒化下。

鬼哭丹 主腹中諸痛,氣血凝滯,飲食未消,陰陽痞隔,寒熱相乘,搏而爲痛,宜以此方主之。

川烏十四箇,生　朱砂一兩　乳香一分

右爲末,以醋一盞,五靈脂末一兩,煮糊和圓如桐子大,朱砂爲衣。酒下七圓,男子溫酒下,女人醋湯下。

治心痛[1]不可忍者

木香　蓬朮各一兩　乾漆一分,炒[2]

右爲末。每服一錢,熱醋湯調下,入口立止。

〔1〕心痛　醫統本、寬保本作"心脾卒痛"。

〔2〕炒　醫統本、寬保本此下有"至烟盡"三字。

取長蟲兼治心痛方

大棗廿一箇,去核　綠礬一兩,作二十[1]一塊,子填棗中,麵裹燒紅,去麵　雷丸七箇　輕粉一錢　木香一錢　丁香一錢　水銀半兩。入鉛半兩,溶成砂子[2]

右爲末。取牛肉二兩,車脂[3]一兩,與肉同剉,令爛。米醋一升煮肉,令成膏,入藥同熬,硬軟得所,入臼中,杵三二千下。圓如酸棗大。圓時先以緋[4]線一條,圓在藥中,留二尺許作系。如有長蟲者,五更初,油漿水吞下一圓,存線頭勿令吞盡。候少頃,心中痛,線動,即急拽線,令藥出,則和蟲出。若心氣痛不可忍者,熱醋湯化下一圓,立止。

〔1〕十　醫統本、寬保本作"錢",疑是。

〔2〕水銀……砂子　趙本無。

〔3〕車脂　車軸滑油。《本草綱目·車脂》:"車轂脂、軸脂、轄脂、缸膏。

時珍曰:轂即軸也,輾即缸也。乃裹軸頭之鐵,頻塗以油則滑而不澀。"

〔4〕緋(fēi 飛) 大紅色。

治蟲毒方

水銀　蜜陀僧　黃丹　輕粉　大黃　丁香　訶子
雄雀糞各一兩

右爲末。每服二錢,用麵半兩,共水和成油餅食之。
又法,作碁子,入漿水,煮熱[1]食之。

〔1〕熱　趙本作"熟"。疑是。

破棺丹　治陰厥,面目俱青,心下硬,四肢冷,脈細欲
絕者。

硫黃一兩。無灰酒煮三日三夜。如耗,旋添暖酒。日足取出,研爲末,
丹砂一兩,研勻細

右以酒煮糊爲圓,如雞頭[1]大。有此病者,先於淨室
中,勿令人知,度病人長短,掘一地坑子,深一尺以來,用
苫薦[2]火燒,令坑子極熱,以醋五升沃,令氣出,内鋪衣被
蓋坑,以酒化下一圓,與病人服之。後令病人臥坑内,蓋
覆,少時汗出,即扶病者,令出無風處,蓋覆。令病人四肢
温,心下軟,即漸去衣被,令通風。然後看虛實調補。

〔1〕雞頭　即芡實。《方言·三》:"菠芡,雞頭也,北燕謂之菠,青徐淮泗
之間謂之芡,南楚江湘之間謂之雞頭。"

〔2〕以來用苫薦　醫統本、寬保本作"入粟稈"。

再生圓　起厥死猶暖者

巴豆一兩,去皮,研　朱砂一兩,細研　麝香半兩,研　川烏
尖十四箇,爲末　大黃一兩,炒,取末[1]

右件,再同研勻,煉蜜和圓如桐子大。每服三圓,水
化下,折齒灌之,立活。亦療關膈結胸,極効。

〔1〕川烏尖……取末　趙本無。

救生圓　治卒死。[1]

大黃四兩[2]　輕粉半兩　朱砂一兩[3]　雄黃一分　巴豆七箇。去皮,細研,取霜[4]

右爲末,以鯤[5]膽汁和圓,如雞頭大。童子小便化開一圓,斡[6]開口灌之。內大蔥一寸許入鼻中,如人行五七里,當吐出涎,即活。

〔1〕救生圓治卒死　醫統本、寬保本作"起卒死救生丹"。且此下有"此方不可服"五字。而寬保本有眉批云"服上疑脱久字"。

〔2〕四兩　醫統本、寬保本作"半兩,濕紙裹煨"。

〔3〕兩　醫統本、寬保本作"分"。

〔4〕巴豆……細研取霜　趙本無。醫統本、寬保本"細研取霜"四字作"去油"。

〔5〕鯤　疑爲"鯽"字之誤。又,寬保本作"鰌",且有眉批云:"鰌當作鯽"。疑是。

〔6〕斡(wò卧)　旋轉。《廣雅·釋詁四》:"斡,轉也。"

治脾厥吐瀉霍亂

黑附子炮去皮臍,八破　乾薑炮[1]　甘草炙　肉荳各一兩。印本無此一味,有豉等分

右爲末。水半升,末四[2]錢,印本作二錢。棗七箇,薑一分[3],印本作一錢。同煎,去半[4],溫服,連進三服。

〔1〕乾薑炮　寬保本作"生薑"。

〔2〕四　醫統本、寬保本作"二"。

〔3〕薑一分　醫統本、寬保本作"生薑二片"。

〔4〕去半　醫統本、寬保本作"煎至一盞"。

三生散　起卒死,兼治陰盛四逆,吐瀉不止。

草烏七箇　厚朴一尺　甘草三寸,並生用

右爲末。水一中蓋,末一錢,棗七箇,煎七分服。重者灌之。

起卒死

蘁葱根二兩　瓜蒂一分　丁香十四粒

右爲末,吹一字入鼻中,男左女右,須臾自活。身冷強厥者,勿活。

浴腸湯　治陽厥發狂,將成疽。

大黃四兩,濕紙裹,煨　大青葉[1]　梔子仁[2]　甘草各一兩,炙

右爲末。水五升,末四兩,煎減二升,内朴硝五合,再熬去一升,取汁二升,分四服。量虛實與之,大瀉爲度。如喜水,即以水澆之;畏水者,勿與喫,大忌。

〔1〕大青葉　醫統本、寬保本作"大青一兩"。

〔2〕梔子仁　醫統本、寬保本作"梔子二兩"。

破黃七神丹

朴硝二斤　朱砂五兩　大黃七兩[1]　甘遂二兩　山梔二兩　輕粉一兩　豉[2]半斤[3]以絹袋盛之

右七味,以水二斗,熬令水盡,除去甘遂、豉、梔子、大黃,只取朴硝、朱砂、輕粉爲末。以水浸豉汁,研匀後,入末三味,同和。煮糯米糊爲圓,如彈子大。新水化一圓,吐瀉爲度。

〔1〕兩　寬保本此下有"濕紙裹煨"四字。

〔2〕豉　醫統本、寬保本此上有"豆"字。

〔3〕斤　寬保本作"升",疑是。

三黃圓　治三消,吐血,諸黃症[1]。

黄連三兩　黄芩二兩　大黄一兩[2]

右爲末,煉蜜爲圓,如桐子大。食後,温水下十五圓,量虛實加減服[3]。

〔1〕症　寬保本作"疽",疑是。

〔2〕兩　醫統本、寬保本此下有"濕紙裏煨"四字。

〔3〕量虛實加減服　醫統本、寬保本作"食後臨臥服"。可參。

通中延命玄冥煮硃砂法　治[1]尿血,開擁塞,解毒;治一切熱病、風氣、脚毒、蠱毒。

朱砂五兩　朴硝半秤,水煮七遍。每遍用水三[2]升,水盡爲度。取霜。再入水二升　蘇木二兩　大黄五兩　鬱金三兩　山梔二兩　人參二兩　桑皮二兩　甘草五兩[3]

右件同熬,水盡爲度。只用朱砂,去餘藥,杵末,煉蜜圓桐子大。每服二十圓,飲下。可疏諸毒,尤妙。

〔1〕治　孫本作"活",形近之誤。據趙本改。

〔2〕三　趙本作"五"。

〔3〕甘草五兩　趙本無。

治暴熱毒、心肺煩而嘔血方

大黄二兩,爲末,以地黄汁拌勻,濕即焙乾

右爲末。每服二錢,地黄汁調下,以利爲度。甘草湯亦得。

治吐血方

蛤粉四兩　朱砂一兩

右爲末,新汲水調下五錢。未[1]已,再服;止,即已。

〔1〕未　孫本作"末",形近之誤。據趙本改。

治中暍死,心下猶暖,起死方

右令病者仰面臥,取温水,不住手澆淋臍中。次以童子小便,合生地黃汁灌之,自活。禁與冷水,只與温熟水飲之。

玉霜膏[1]　治一切熱毒喉閉。

朴硝一斤[2]　牙硝半斤　硼砂四兩　礬石三兩[3]

右爲末,火鎔成汁。築一地坑子,令實,傾入,盆覆一夕,取,杵爲末。入龍腦二兩,研匀。新汲水半盞,合生蜜調一錢。小兒量與服[4]。

〔1〕膏　寬保本作“圓”。

〔2〕一斤　醫統本、寬保本作“半斤”。

〔3〕礬石三兩　寬保本作“白礬二兩”。

〔4〕量與服　醫統本、寬保本作“量虛實服”。義長。

百生方　救百物入咽喉、鯁欲死者。

茯苓去皮　貫衆　甘草

右件,各等分爲末。每服一錢,米飲調一分[1],立効。

〔1〕一分　趙本作“下”。醫統本、寬保本作“一錢”。

治喉閉、悶氣欲死者

右取乾漆,燒[1]令烟出,竹筒子吸烟,吞之,立効。

〔1〕燒　醫統本、寬保本作“炒”。

治漏胎胎損方

川芎　艾葉各一兩,炒　阿膠炒　白茯苓□□

右末之,糯米飲調下二錢匕,日七服。仍食糯米粥養之。

治婦人血崩方

枳殼一錢,麵炒　地黃二錢,燒醋淬十四次

右爲末,醋湯調下一錢匕,連三服,効。

治婦人血閉方

乾漆二兩,燒　生地黃汁五升

右熬成膏,酒化棗大許,空心服。

三不鳴散 治小便不通及五淋。

取水邊、燈下、道邊螻蛄各一箇。三處取三箇,令相咬,取活者一箇,如後法,麝香酒,食空下。

右内於瓶中,封之,令相噬。取活者焙乾,餘皆[1]爲末。每服一錢匕,溫酒調服,立通。餘皆二字恐誤。

〔1〕餘皆 疑衍。

甘草湯 解方藥毒

甘草一十二兩

右件剉碎,水二斗,煎至一斗,取清,溫冷得所服[1]。仍盡量服。

〔1〕服 此下疑有脱文。

治溺死方 取石灰三石,露首培之,令厚一尺五寸。候氣出後,以苦葫蘆穰作末。如無,用瓜蒂。

右用熱茶調一錢,吐爲度。省事後,以糜粥自調之。

治縊死方 先令人抱起解繩,不得用刀斷。扶於通風處,高首卧。取薤葱根末,吹入兩鼻中,更令親人吹氣入口。候噴出涎,即以礬石末,取丁香煎湯,調一錢匕灌之。

槐子散 治久下血,亦治尿血。

槐角[1]中黑子一升,合槐花二升,同炒焦。

右件爲末,每服二錢,用水調下。空心、食前,各一服。病已,止。

〔1〕角 孫本作“用”,形近之誤,據趙本改。

治腸風下血

荊芥穗 地黄各二兩 甘草半兩

右爲末。每服一錢,温酒調下。食後,日三、夜一。

治暴喘欲死方

大黄一[1]兩　牽牛二兩,炒

右件爲細末。每服二錢,蜜水調下,立愈。治上熱痰喘極効。若虚人、肺虚冷者,不可用。

〔1〕兩　醫統本、寬保本此下有"濕紙裹煨"四字。

大聖通神乳香膏　貼諸毒、瘡腫、發背、癰疽。

乳香一兩[1]　没藥一兩　血竭一兩　黄蠟一兩　黄丹二兩　木鱉二兩,去殻　烏魚骨二兩

海桐皮二兩　不灰木四兩　歷青四兩　五靈脂二兩　麝香二錢　膩粉五十箇子。此必有誤[2]

右並爲末,用好油四[3]兩,熬令熱[4],下藥末熬,不住手攪之,令黑色,滴水成珠,即止。

〔1〕一　趙本作"二"。

〔2〕乳香……此必有誤　此必有誤四字當爲孫注。醫統本、寬保本"五十箇子此必有誤"作"三錢"。寬保本無"麝香二錢"。今疑膩粉(即輕粉)二字有誤。趙本無"五靈脂二兩,麝香二錢,膩粉五十箇子,此必有誤"。

〔3〕四　醫統本、寬保本作"八"。

〔4〕熱　醫統本作"熟",義長。

水澄膏　治病同前。

井泉石　白及各一兩　龍骨　黄蘗　鬱金各半兩　黄蜀葵花一分[1]

右六味,並爲末。每服二錢,新汲水一盞調藥,打,令匀,伺清澄,去浮水,攤在紙花上貼之。腫毒發背皆治。

〔1〕黄蜀葵花一分　趙本無。

更甦膏　治一切不測惡瘡欲垂垂字恐誤。

南星一箇　半夏七箇　巴豆五箇,去殼　麝香半錢[1]

右爲細末,取臘月猪脂就膏。令如不痛瘡,先以鍼刺破,候忍痛處,使以兒乳汁同調,貼之。

〔1〕麝香半錢　趙本無。

千金膏　貼一切惡瘡、癰癤。

定粉　南粉　膩粉　黄丹各一分

右爲末,入麝香一錢,研匀,油調得所,成膏,貼。

定命圓　治遠年、日近一切惡候漏瘡。此藥爲末,熔開蠟,就湯內爲條,如布鍼大,入內,雲母膏貼之。

雄黄　乳香各一分　巴豆二十一粒,去皮不去油

右研如粉,入白麵三錢,水和圓如小豆,或小麥粒大,兩頭尖。量病淺深,內瘡中,上用乳香膏貼之,効。服雲母膏尤佳。

麝香圓　治一切氣漏瘡[1]。

麝香一分[2]　乳香一分　巴豆十四粒,去皮[3]

右爲末,入棗肉,和成劑,圓作鋌子。看瘡遠近任藥,以乳香膏貼之,以効爲度。

〔1〕治一切氣漏瘡　寬保本作“古秘方無巴豆,血竭止痛、破血、生肌肉、及血不止”(眉批注云:“巴豆下疑脫有字”)。可參。

〔2〕分　寬保本作“錢”。

〔3〕去皮　醫統本、寬保本此下有“去油”二字。

香鼠散　治漏瘡。

香鼠皮四十九箇,河中花背者是　龍骨半兩　蝙蝠二箇,用心肝　黄丹一分　麝香一錢　乳香一錢　没心草一兩,燒灰

右入垍合中,泥固濟。炭三斤,煅。火終,放冷,爲末。用葱漿水洗淨,以藥貼之,立効。

定痛生肌肉方

胭脂一分　血竭一兩　乳香一分　寒水石三兩,燒

右爲末。先以温漿水洗過,拭乾,傅瘡,甚妙。

又定痛生肌肉方

南星一箇　乳香二錢　定粉半兩　龍骨半兩　不灰木一

兩,燒過

右爲末。先以温漿水洗瘡口,以軟帛拭乾,傅之。

治白丁增[1]寒、喘急,昏冒方

葶藶　大黄各一兩　桑白皮　茯苓各二兩　檳榔七

箇　郁李仁　漢防己各三分

右件爲末。每服三錢,蜜水調下。以疏下惡物爲度。

〔1〕增　疑爲"憎"字之誤。

又取白丁方

鉛霜一分　膽礬　粉霜各一錢　蜈蚣一條

右件爲末。先刺令血出,内藥米心大,以醋麵餅封口,

立愈。

治赤丁方

黄連　大黄各一兩

右件爲末,以生蜜和圓如桐子大。每服三十圓,温水

下,以利爲度。

又取赤丁方

杏仁七箇,生用

右件嚼爛,漱之,令津滿口,吐出,綿濾汁。入輕粉少

許,調勻,以雞羽掃之。

治黄丁方

巴豆七箇,去心膜　青州棗七箇,去核,安巴豆在棗内,以麵裹,

煨通赤

右件爲末。以硼砂、醋作麵糊爲圓如緑豆大。每服五圓至十圓,米飲下,以利爲度。

又取黃丁方陸本元控一行

黃蘗一〔1〕兩　鬱金半兩

右件爲細末,以雞子清調,雞羽掃上。

〔1〕一　趙本作"二"。

治黑丁方

兔絲子　菖蒲

右二味,等分爲末,酒浸,取汁掃丁上。更服腎氣圓補之。

治青丁方

穀精草　蟬殼各一兩　蒼朮五兩

右爲末。每服一錢,水調服,食前。仍以鍼刺丁出,用桑柴灰汁洗之,立効。

已上捌方,陸本在中卷四十論後,印〔1〕本無此方,今附下卷之末。

〔1〕印　趙本作"庫"。

華氏中藏經卷下終

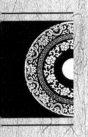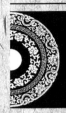

校注後記

　　《中藏經》整理研究，在李聰甫研究員主持與指導之下，勘誤訂訛，注難析疑，辨章學術，考鏡源流，終致版歸一式。今將本次校注所需誌之者，列述於後。

第一，《中藏經》作者及成書年代初考

　　《中藏經》始載於宋·鄭樵《通志·藝文略》醫方下，題曰華氏中藏經。陳振孫《直齋書録解題》録爲中藏經一卷，漢譙郡華佗元化撰。然而，關於本書及其作者之真偽，代有考辨而衆説紛紜。有疑爲鄧處中所撰者，如《宋史·藝文志》題爲靈寶洞主探微真人撰；有疑爲六朝人之手筆者，如孫星衍；有統斥爲後人託名之作而又言具有元化之遺意，或爲華佗弟子所輯者，如吕復；有言雖非元化之書，要其説之精者必有所自者，如周錫瓚；近人有言其純屬後人鈔襲《内》《難》諸書而成者；亦有言祖本爲華佗早年輯古醫經而自撰者。統而言之，乃歷代公認爲偽書，或謂真偽雜糅之書，故《中藏經》沉淹千載矣。

　　何以言《中藏經》爲偽書？歷代考辨之辭千重萬疊，歸結之則主要依據有五：一曰史載華佗之書火於獄；二曰目録書所載晚見於宋；三曰鄧處中序荒誕不經；四曰書中

稱述之書名、官名、病名、藥名有出自漢後者；五曰書中所論有多處與《內經》、《脈經》等所言相類似。然，偽巧而難辨，則有真之而偽，偽之而真者，今試考辨之，謹備一說。

華佗之書火於獄，乃始自《三國志·魏志》卷二十九，謂"佗臨死，出一卷書與獄吏曰：此可以活人。吏畏法不受，佗亦不彊，索火燒之。"自此以降，一千六百餘年來，譽爲"神醫"之華佗無書傳世遂成歷代醫家之大憾事。但稽其史言，僅知華佗索火燒之者惟"一卷"，且亦僅知爲"此可以活人"之書，故火於獄之説，尚不可斷言華佗絕無遺著傳世。《隋書·經籍志》、《舊唐書·經籍志》、《唐書·藝文志》均分別著録有《華佗方》十卷、《華佗藥方》十卷、《華氏藥方》十卷，雖題曰吳普撰集，但亦足證華佗身後仍有所傳於世者。

爲何《中藏經》直至宋代始見於目錄之書？《四部正訛》謂"覈之七略，以觀其源；覈之群志，以觀其緒"，因之，固可疑其偽。但如日人十街信敏《新校正中藏經敍》所言："荊山之璧，由卞和傳；豐城之劍，以雷煥聞。蓋物隱顯，雖自有時，亦俟其人耳。如華佗《中藏經》，是其然矣哉。"以史實觀之，《中藏經》可因華佗遭害而隱，而由普阿輾轉傳出而顯。況且，年移代革，兵燹水火，古籍之晚見於目録書者原非少見，後人整理而再傳於世者甚多，豈獨《中藏經》乎？周錫瓚《中藏經·跋》云："世傳醫書，莫古於《素問》，王冰謂即漢《藝文志》：《黃帝內經》，然已不合十八卷之數，況後出之書耶？惟求是者信之而已。"

鄧處中序自稱華佗外孫，雖有《華佗別傳》可考其次子鄧思之名，但言因夢得書於石函之中，實荒誕不經。或言此避禍炫技之筆，但序中述及華佗"性貪不憫生靈"及"果爲魏戮"等語，絕非"外孫"之言也，且序末以干支紀歲不著歲時亦有違古之曆律，故其僞甚明。今考周錫瓚跋云："余得舊抄本，前後多缺，無序文目錄並樓公跋，且避高孝兩朝諱，疑即攻媿所校本。"足證本書始鈔無序。本次校注所獲趙孟頫手寫本亦無序，是否趙孟頫因其序文怪誕而不錄？ 不然，孫星衍序云："趙寫本旁注有高宗孝宗廟諱，又稱有庫本陸本異同，是依宋本手錄。元代不避宋諱，而不改其字，可見古人審慎闕疑之意。"由此可見，鄧處中序當疑後世道家據《華佗別傳》託鄧處中之名而爲之，非原書之序也。且鄧序之託僞，非《素問》、《靈樞》、《本經》等，因尊古賤今而託名以入其說，而是借名託夢以神其書而屬入贋作，所謂借真售僞者是也，與古賢之託名者有霄壤之別，故鄧序之僞誠可反佐《中藏經》之真。

　　《中藏經》四十九論中確有三處引用"金匱"之名，分別爲"金匱"、"金匱至真要論"、"金匱大要論"。但並非王洙得諸館閣蠹簡中之仲景《金匱》也。考《黃帝內經素問》第四十六病能論篇曰："《金匱》者，決死生也。"可見其爲診斷專書。而《內經》引用《金匱》、《大要》之名多矣，與《中藏經》所引均非仲景《金匱》之言。日人奈須恒德曾注云："按金匱文不見《內經》，蓋古醫經也。"寬保本亦有眉批云："蓋上古《內經》有之，而今脫乎？"前賢之見明矣。至於書中官名、病名、藥名有確出自漢後者，且大多爲北宋末、南宋初之方藥。但本次曾初探平津館本附方及周本附方,經首次以趙本校勘,其藥名出自漢以前之方,初步可界定六十道方,此則足證《中藏經》祖本非偽,而有後人轉鈔續貂耳,故真偽相雜。今觀孫本所存六十八方,竟無一方見於《肘後》、《千金》、《外臺》者,而元化已見於《千金》、《外臺》之八道藥方,反不見於《中藏經》,此固可言其偽蹟顯然,亦可言其別有所自。其中明月丹、扁鵲玉壺丹、破棺丹等,遺留六朝服餌金石之痕甚明,治尸厥卒痛方、三不鳴散、太上延年萬勝追魂散、治蠱毒方等,亦每具方士之風。六十八方大多用藥詭奇,製法獨特,用法稀異。且第一至第十論,駢散兼行,文風綺麗,六朝之筆法尤著,故以其部分論與方言之,孫氏所稱"疑是六朝人手筆"之語不謬。

《中藏經》所論有與《內經》、《脈經》、《千金》相類似之言者,約佔三分之一,若據此則斷言全由後人鈔襲而成,竊以爲有失公允。蓋上古醫經至唐代王冰整理《素問》時尚可見到《金匱》、《大要》等遺篇,張仲景、王叔和、孫思邈之著述亦均有所撰用,與仲景同時代之華佗亦自可閱及,惟各自所見之鈔本有別,或各自采擷之內容及各自熔鑄之方法不同而已矣。舉如張仲景撰用之"並平脈辨證"而創六經辨證大法,以成《傷寒雜病論》;王叔和撰用之則類例相從,以成《脈經》;孫思邈撰用之則"删裁繁重",以成《千金》。華佗,當亦可撰用之,創臟腑辨證之體系,以成《中藏經》,乃以臟腑脈證爲中心,將上古醫經及《內》、《難》中雜於諸篇之生理、病理之內容,系統歸納,熔鑄己見,使臟腑辨證理論得以初步系統化,條理化,而終於奠定中醫學臟腑辨證之基石。

　　今列舉諸家之説，綜合考辨，結合《中藏經》完整、系統、簡明、精辟、實用之五大特點，僅能初步論斷於次：

　　其祖本可能爲華佗所撰，至少可認爲存有華佗遺作片斷；其書經後人整理、增附，且非出自一時一人之手。今之傳本所據者，大約成書於六朝之時，始傳於世之際，即北宋末、南宋初，又再次有所增附，遂成是書。

　　因是書首題漢・華佗撰，故將華佗生平考略於後。華佗，字元化，一名旉。沛國譙人，即今安徽省亳縣人。歷代相傳爲東漢時期之大醫家，譽爲神醫，首創麻沸散，稱爲中醫外科鼻祖。但其生卒年代莫可確考。今能據以考證之正史，僅陳壽《三國志・魏志》及范曄《後漢書・方技列傳第七十二下》，而據以考證華佗生卒之年者，亦僅有七處：其一，游學徐士，兼通數經。其二，沛相陳珪舉孝廉，太尉黄琬辟，皆不就。其三，時人以爲年且百歲而貌有壯容。其四，（佗死）及後愛子倉舒病困，太祖嘆曰：吾悔殺華佗，令此兒彊（強）死也。其五，廣陵吴普，彭城樊阿，皆從佗學。其六，普施行之（五禽戲），年九十餘，耳目聰明，齒牙完堅。其七，阿從其言，（久服漆葉青粘散），壽百歲餘。

　　右述七處，乃正史所留之蹟也。其中尤可據者爲二：一是以倉舒之死可逆推華佗卒年之下限，蓋曹操悔殺華佗而令其愛子強死，則華佗死於倉舒之前無疑矣；二是以華佗卒年可逆推其生年之上限，蓋“年且百歲”者，即謂壽近百歲也，而九十六歲以上則可言近百歲。其餘五處則可爲之佐證。

　　今考《三國志・鄧哀王沖傳》云：“建安十三年五月甲

戌童子曹倉舒卒。"故華佗卒年之下限可定爲約建安十二年，即約公元二百零七年。由此反推華佗生年上限約爲漢安帝劉祜永初四年，即約公元一百一十年。

再考《三國志·魏志》，陳珪爲沛相，時在漢獻帝劉協興平元年，即公元一百九十四年；黃琬爲大尉，時在漢獻帝劉協永漢元年，即公元一百八十九年。故"沛相陳珪舉孝廉，太尉黃琬辟，皆不就"，當在公元一百八十九年至一百九十四年之間，此時華佗已年越八十，雖華佗"本作士人，以醫見業，意常自悔"，但此時年事已高，則無意於功名仕途，甚合常情，且其時已以醫道而顯，故陳珪、黃琬之舉辟，亦符事理。

吳普、樊阿皆從佗學，故吳普、樊阿之年歲亦可爲考據華佗之生卒佐證。據李賢《後漢書注》引《華佗別傳》云："吳普從佗學，微得其方，魏明帝呼之，使爲禽戲。普以年老，手足不能相及，粗以其法語諸醫。普今年將九十，耳不聾，目不冥，牙齒完堅，飲食無損。"而魏明帝曹叡在位爲公元二百二十七年至二百三十九年。召見吳普當在此一十九年之內，若以明帝晚年欲延壽而召普爲禽戲，則可擬召見之期在青龍五年，即公元二百三十七年左右，此時普年已近九十，則普約生於公元一百四十六年，小於華佗三十六歲左右，與史實甚相吻合。

由是，可初定華佗約生於公元一百一十年，約卒於公元二百零七年，享年九十七歲左右。

第二，《中藏經》學術思想初探

鑑古觀今，醫籍傳世與否，自當首重學術價值。若學偽術偽，則雖非偽託亦終不傳，若學真術真，則雖偽託亦終不可不傳。《中藏經》因僞託之名蒙塵千載而終傳於世者，蓋其學術思想淵源於《內》《難》，而又以脈證形氣決生死，以臟腑辨證爲中心獨樹一幟，實乃自《內》《難》以降，理法方藥俱備之最完整之醫經，其學術思想之影響，啟導易水，綿延不絶，澤及今世。故《中藏經》應有之學術地位，自當確立。兹就其學術思想初探於後。

一、基於天人相應之指導思想，總結陰陽否格、上下不寧之病機學說。

天人相應之整體觀，乃中醫學基本原理。《靈樞·邪客》云人與天地相應。《素問·寶命全形論》云天地合氣，命之曰人。《中藏經》以此作爲全書之指導思想，列人法於天地爲第一論，明確指出"人者，上禀天，下委地，陽以輔之，陰以佐之；人之動止，本乎天地；天合於人，人法於天"。故以人身四肢五臟，呼吸瘧寐類比天地四時五行，寒暄動靜，認爲人之百病，病之百候，候之百變，皆天地陰陽逆從而生。

然則，天地陰陽逆從何以爲病？《陰陽大要調神論第二》曰："陰陽平，則天地和而人氣寧；陰陽逆，則天地否而人氣厥"。此則本於《素問·生氣通天論》"陰平陽秘，精神乃治，陰陽離決，精氣乃絶"之旨。而陰陽者，氣血也，寒熱也，上下也，虛實也。故《中藏經》以《陰陽否格論第六》、《寒熱論第七》、《虛實論第八》、《上下不寧論第九》、《脈要論第十》諸篇論述病機。

陰陽否格者，謂氣機之不從順也。《素問·六微旨大論》曰："非出入，則無以生長壯老已；非升降，則無以生長化收藏。是以升降出入，無器不有"。而氣有陰陽之分，陰陽有否順之機。陰陽否格,則諸病乃生。《中藏經》從陰陽否格入手論述病機,可謂提綱挈領矣。

寒熱者,病機也;虛實者,病性也。何以爲寒爲熱?何以有虛有實?《中藏經》曰:"陽不足則先寒後熱,陰不足則先熱後寒。又上盛則發熱,下盛則發寒。"總括之,則曰陰陽相勝也。又予"病有臟虛臟實、腑虛腑實,上虛上實、下虛下實"總論與分論之,則本於《內》《難》而全於《內》《難》者。《中藏經》論寒熱虛實,可謂要而不略矣。

上下者,病位也。臟腑之位有上下之序,五行制化有母子之係,而母子者,亦上下也。故一臟受病而累及他臟之病機,《中藏經》以上下不寧喻之,如"脾上有心之母,下有肺之子。心者,血也,屬陰;肺者,氣也,屬陽。脾病則上母不寧,母不寧則爲陰不足也,陰不足則發熱。又脾病則子不寧,子不寧則爲陽不足也,陽不足則發寒。脾病則氣血俱不寧,氣血不寧則寒熱往來,無有休息。"若此,則臟腑受病之傳移變化,五行生克之制化機變均涵泳於上下不寧論之中矣。《中藏經》論病位及其變移之意義,可謂發前人之所未發也。

氣血者,陰陽也,亦病機之所本也。《中藏經》曰:"脈者,乃氣血之先也。氣血盛則脈盛,氣血衰則脈衰,氣血熱則脈數,氣血寒則脈遲,氣血微則脈弱,氣血平則脈緩。"故以脈象察病機,此則《中藏經》之一特色。

《中藏經》論述病機歸結爲陰陽否格,上下不寧,源出《內》《難》,而所論更爲簡潔而全面。其指導思想則基於天人相應。

二、據以形證脈氣之診斷思想,創立"寒熱虛實生死逆順"之臟腑辨證"八綱"。

中醫學之辨證方法頗多，而以"陰陽、表裏、寒熱、虛實"爲公認之"八綱"，此八綱亦公認爲辨證方法之基本綱領。究其源起，則孕育於《内經》，濫觴於仲景。方隅《醫林繩墨》云："仲景治傷寒，着三百九十七法，一百一十三方……然究其大要，無出乎表裏虛實陰陽寒熱，八者而已。"直至明代張景岳《景岳全書·傳忠録》，以陰陽二綱統表裏寒熱虛實"六變"，方使八綱成爲統一之辨證綱領，且以"陰陽"爲其總綱，推演於各種辨證方法，相沿運用至今。世所鮮知者，《中藏經》源於《内經》而異流，以形證脈氣爲依據，創立臟腑辨證之"八綱"，曰"虛實寒熱生死逆順"也。本次整理研究，既確認《中藏經》開臟腑辨證之先河，又首次認定其創立臟腑辨證之八綱：辨病機定性爲寒、熱、虛、實；辨病勢預後爲順、逆、生、死。

《中藏經》在以陰陽、寒熱、虛實、上下、氣血論述病機之後，自第二十一論至第三十二論，集中論述臟腑辨證之綱領，先總論而後分論，每論篇名均冠以虛實寒熱生死逆順八字，其臟腑辨證之八綱，真乃至確且顯矣。"論五臟六腑虛實寒熱生死逆順之法第二十一"明言："夫人有五臟六腑，虛、實、寒、熱、生、死、逆、順，皆見於形證脈氣，若非診察，無由識也。"由此，足見《中藏經》創立臟腑辨證之學術思想十分明確，且獨具特色，兹表述於次。

基本觀點爲天人相應（天合於人，人法於天；百病、百候、百變皆天地陰陽逆從而生）。生理觀點爲臟腑中心，陰陽平衡（天地有陰陽五行，人有血脈五臟；陰陽平，則天地和而人氣寧；陰陽逆，則天地否而人氣厥）。病機觀點爲陰陽否格，上下不寧，寒熱乃陰陽相勝，臟腑有虛實之變。辨證要旨爲判定順逆，決斷生死（生死致理，陰陽中明；從逆之兆，亦在乎審明）。辨證依據爲形、證、脈、氣。辨證方法爲臟腑辨證。辨證綱領爲虛、實、寒、熱；生、死、逆、順。

覈之原文，自第二十二論至第三十二論均以形證脈氣爲依據，以虛實寒熱生死逆順爲綱領進行臟腑辨證。如第二十二論，先述肝之生理，即與膽爲表裏，其經爲足厥陰少陽，旺於春，嫩而軟，虛而寬爲正常之肝氣，弦爲肝之正常脈象；次述平脈、病脈；又次述以脈象而分虛實和太過、不及；又次述太過、不及諸證；又次述肝病之脈、證、形、氣。以此爲據而辨虛實寒熱，決生死順逆，井然有序。凡五臟則有太過不及之辨，凡六腑則僅言脈證而不言太過不及，蓋仍本於五行生五臟也。其決生死順逆，則或言死、幾日死，或言不治，或言十死不治，或言可治、不妨，或言不治自愈，辭確言明。

在論雜病各篇以後，更以"論診雜病必死候第四十八"、"察聲色形證決死法第四十九"終竟諸論，其決生死法仍以形證脈氣爲依據，謂"五臟六腑之氣消耗，則脈無所依，色無所澤，如是者百無一生。"故兩論共列具決死之脈候計一百一十六條。

《中藏經》乃以脈證爲中心分述臟腑病證之最早著作，創立虛實寒熱生死逆順之臟腑辨證八綱，其診斷思想以形證脈氣爲依據，此即源於《內經》"有諸內必形諸外"之理也。

三、主以從順其宜之治療思想，倡導調平陰陽，水火相濟之大法。

中醫之治法千變萬化，但其總則不外《内經》所言扶正袪邪，補偏救弊，因人因地因時制宜，察其陰陽所在而調之，以平爲期。而《中藏經》所論治法既宗《内經》之旨，又有所創造發揮：水法有六論第十五曰："病起於六腑者，陽之系也。陽之發也……狀各不同，皆生於六腑也。"火法有五論亦曰："病起於五臟者，皆陰之屬也。其發也……如斯之候，備出於陰。"由此可見，《中藏經》之診法固以臟腑辨證爲特色，《中藏經》之治法，亦以臟腑陰陽爲核心。

然則，如何救治臟腑諸病？《陰陽大要調神論第二》曰："陰陽相應，方乃和平。陰不足則濟之以水母，陽不足則助之以火精。"此則確立調平陰陽，水火相濟之大法也。故"水法"云："喜其通者，因之通之；喜其塞者，因以塞之；喜其水者，以水濟之；喜其冰者，以冰助之。""火法"亦云："喜其汗者汗之，喜其湯者湯之。"第二十一論繼之曰："虛則補之，實則瀉之，寒則溫之，熱則涼之，不虛不實，以經調之。此乃良醫之大法也。"第四十七論再推而廣之，分論"有宜湯者，有宜圓者，有宜散者，有宜下者，有宜吐者，有宜汗者，有宜灸者，有宜針者，有宜補者，有宜按摩者，有宜導引者，有宜蒸熨者，有宜爇洗者，有宜悦愉者，有宜和緩者，有宜水者，有宜火者。種種之法，豈能一也！"或曰：如此臚列之種種治法，皆正治之法，何以《中藏經》未詳反治之法耶？蓋反治之法施於真寒假熱，真熱假寒，真虛假實、真實假虛之證候也。《中藏經》既以"虛實寒熱生死逆順"爲臟腑辨證之八綱，則反治已寓於"不宜"之中矣。故第四十七論詳明"可汗而不汗,合吐而不吐,當灸而不灸,當針而不針,宜導引而不導引,宜按摩而不按摩,宜蒸熨而不蒸熨,宜熨洗而不熨洗以及不當下而下,不當汗而汗,不當吐而吐,不當灸而灸,不當鍼而鍼,不當導引而導引,不當按摩而按摩,不當蒸熨而蒸熨,不當熨洗而熨洗,不當悅愉而悅愉,不當和緩而和緩等誤治之弊。又以脈證為據戒之勿汗、勿下、勿吐、勿鍼、勿灸、勿導引、勿按摩、勿蒸熨、勿熨洗、勿悅愉、勿和緩之諸病候,曰"順此者生,逆此者死耳。"全面系統,正反詳明。

上述治療大法之主導思想爲何?水法有六論第十五曰:"病者之樂慎勿違背,亦不可強抑之也。如此從順,則十生其十,百生其百,疾無不癒矣。"火法有五論第十六亦曰:"溫熱湯火,亦在其宜,慎勿強之。如是則萬全其萬。"論諸病治療交錯致於死候第四十七歸結之曰:"大凡治療,要合其宜。"故《中藏經》之治療思想乃"從順其宜"也,根據此治療思想而確立其調平陰陽、水火相濟之大法。水火者,陰陽之徵兆也,故以"水法、火法"統萬法,因之,《中藏經》曰:"水火之法,真陰陽也。治救之道,當詳明矣。"

四、崇以貴陽賤陰之學術觀點,啟迪扶陽溫補之醫學流派。

《中藏經》對於《內經》陰陽學說不僅有歸納,有繼承,而且有創新,有發展。其"貴陽賤陰"之學術思想,即爲又一特色,實有啟迪後世扶陽溫補學派之功。

貴陽賤陰思想由來尚矣!曩自《周易》即以天地類

比而定陰陽貴賤之位。《繫辭上》曰："天尊地卑,乾坤定矣,卑高以陳,貴賤位矣。"此種觀點與老子坤柔守靜觀點同時滲入《內經》。後世醫家發揮則各有側重:主陰者,以"水善火惡、瀉心火益腎水"爲宗旨,成河間 丹溪一派;主陽者,以"陽生陰殺、温補脾腎"爲圭臬,成元素、東垣一派。《中藏經》則推崇貴陽賤陰思想,且集中於陰陽大要調神論第二,曰"天者陽之宗,地者陰之屬;陽者生之本,陰者死之基。"故得其陽者生,得其陰者死;鍾於陽者長,鍾於陰者短;順陰者多消滅,順陽者多長生,因之强調"陰常宜損,陽常宜盈"。

然而,既云"陰陽相應,方乃和平",又何以言"得陽則生,得陰則死"?爲何"陰常宜損,陽常宜盈"?《素問·生氣通天論》曰:"凡陰陽之要,陽密乃固。"氣者生之本。氣者,陽也。證之於臨床,氣絶者,必亡陽;救逆者,必回陽。蓋陽爲生之本,陰實死之基,故有"分陰未盡則不仙,分陽未盡則不死"之説。由是可知,"得陽則生,得陰則死"。因而,陰常宜損,陽常宜盈,乃固惜真陽以爲養生救逆之基本法則。且揆諸陰陽之大要,則先天因氣以化形而陽生陰,後天因形以化氣而陰生陽,無論先天後天,惟真陽之火,乃生命之根本。

自《中藏經》弘揚"貴陽賤陰"觀點之後,繼之者代不乏人。張元素"以扶護元氣爲主,謂類王道"(杜思敬《濟生拔萃》);李東垣提出"陽主生,故壽;陰主殺,故夭。"(《脾胃論·陰陽壽夭論》);薛立齋私淑易水而重温補,故特加意於"火"之一字;張介賓則對"陽貴陰賤、陽先陰後"思想發揮之,《景岳全書》謂"凡通體之温者,陽氣也;一生之活者,陽氣也;五官五臟之神明不測者,陽氣也。得陽則生,失陽則死;陽惟畏其衰,陰惟畏其盛。"可見《中藏經》貴陽賤陰思想對後世扶陽温補之醫學流派確具啟迪。

第三,《中藏經》版本源流簡析

《中藏經》因鄧序之偽,託名之嫌,致使版本失源而流散。據《四庫全書總目提要》及前人、近人之初步研究,確認最早傳本爲南宋樓鑰校本,而樓鑰校本乃以閩中倉司本參校陸從老家藏本而成。此後傳本之中有一卷本、二卷本、三卷本、八卷本。分卷有別,内容亦有增删,而全書篇次則一。宋·鄭樵《通志·藝文略》及陳振孫《書録解題》亦均言宋時之傳本即已非一。流傳至今之古本,當首推元·趙孟頫手寫本。嗣後,歷代刻本甚少,流傳不廣,但其傳本系統則甚繁雜,兹列述如次。

第一系統爲宋本直傳系統。由宋本直接相傳而來,剖析之,則可分爲四條支系:

一、趙孟頫手寫本

自宋閩中倉司本傳世之後,南宋樓鑰得陸從老家藏本,"取而校之,乃知閩中之本未善,至一版或改定數十百字,前有目録,後有後序,藥方增三分之二。閩本間亦有佳處,可證陸本之失。其不同而不可輕改者兩存焉,始得爲善本"(《樓鑰跋》)。然此本亦已失傳。至元初,有趙孟頫手寫本兩種,其一失中卷及上卷第一至九篇,存上卷第十篇(起"性急則脈急")至第二十九篇及下卷"萬應圓方"至卷終;其二失第四十八、四十九兩篇。此即《中藏經》流傳迄今所有傳本中最近宋本者,但惜其前者傳已散佚,後者傳已移至臺灣。本次整理研究,筆者多方探訪,經中國中醫研究院胡乃長同志引見昔日上海書賈孫□□先生,由此追訪上海古舊書店王文忠先生,輾轉多途,方於上海博物館有幸獲得前種趙孟頫手寫本(卷子本)。卷首題記曰:"松雪老人楷書:華氏中藏經,上下兩卷。張藥房題詩,謝蘭生温遂之題記。畢秋颿、黎□、黃其勤、□□老考藏"(標點係筆者所加,下同)。卷末小識云:"松雪小楷多以姿媚勝,此卷用筆樸老,兼具飛動之勢,全是唐人家法,故知名賢手筆,無美不備,不可以一格限也。舟山黃其勤觀並識"。後附張藥房先生題句(里甫謝蘭生補錄)及跋云:"今觀此卷,是規摹唐人寫經體,與平時筆意稍別。"卷後題爲"嘉慶甲戌五月七日里甫跋"。卷尾具明"華氏中藏經上下二卷,趙松雪真蹟。得於周文甫妹夫者,怡可姪入京,舉以爲贐。道光八年歲戊子冬十有一月,二樓樓長記"。目前,有從書法藝術角度疑爲仿寫本者。張藥房先生題句中有"此經僅存賴此蹟"之句,里甫跋中亦曰:"趙學士言,一日可寫萬字,又云趙魏公書,人但知自魏晉中來,晚年則稍入李北海耳。嘗見千字文一卷,以爲唐人字,絕無一點一畫似公法度,閱至後方知爲公書。"又曰:"藥房先生晚年專學此帖,嘗臨一本遺友人"。故即使爲仿寫本亦絕不影響其校勘價值。此乃宋本直傳系統中第一支系——趙寫本之存佚及其此次其一復出之始末。趙本分三卷,無鄧序。

二、《古今醫統正脈全書》本

《古今醫統正脈全書》本,明·吳勉學校刻(鮑士奇同校)。爲八卷本,其中又有八卷一冊、八卷二冊、八卷三冊、八卷五册之别,有鄧序。八卷一册有萬曆版(載《續中國醫學書目》);民國版(載《中國醫學書目》)。八卷二册有萬曆版(載《續中國醫學書目》)。八卷三册有明版(載《續中國醫學書目》)。八卷五册有日本寬保二年刊本(堀元厚鑒定,吉岡玄昌訓註。載《中國醫學書目》)。嗣後,本系統有上海書局刊本、徐舜山刊本、馮烘記刊本、文瑞樓石印本、千頃堂石印本、蜚英書局石印本。

本次校注,搜求自湖南中醫學院圖書館藏道光十四年永德堂何尤瑛手鈔本,此手鈔本乃據醫統本所錄,字蹟清晰,筆畫秀麗,全書無缺,惜其有多處爲蠹所傷。又自成都中醫學院凌一揆教授家藏中求得亡名氏手鈔本,此手鈔本乃據徐舜山刊本所錄,完整無缺,足見流傳至日本及我國民間者以此系統之版本較多。

三、明·江澄中刊本

此刊本載於《孫氏書目·內篇》卷二及《四庫書目·邵注》卷十,爲三卷本,已佚。然據日本國岡西爲人稱:"按明版《醫統正脈本·卷八》末有木記曰:青蓮山人江中澄重校師古齋,又卷二末、卷四末並云:新安陳正道鈔本,吳勉學校刻,而江吳兩刊之關係,今不可考,其江中澄,孫氏以下諸家著錄,並作江澄中,今尚未知孰是。"

四、清·周錫瓚重訂本

此刊本有二卷二册(載《聿修堂藏書目錄》);有三卷一册(載《寶素堂藏書目錄》)。周錫瓚跋云:"余得舊鈔本,前後多缺,無序文目錄,並樓公跋,且避高孝兩朝諱,疑即攻媿所校本。因取新安吳氏刻本補其缺……然已與吳本迥別矣。"

本次校注，自中國中醫研究院圖書館搜求得一朱批之八卷本。卷首、卷二末、卷四末及卷尾題記均與岡西爲人氏所稱相同，惟扉頁題曰"周錫瓚本以朱筆校之"，卷末題曰"丁卯九月庚申校奈須恒德"。且於南京中醫學院圖書館搜求到周錫瓚本(掃葉山房本)，奈氏所校皆然。周錫瓚本源於樓鑰校本，屬宋本直傳系統。瓚本堪稱珍本。

第二系統爲趙本輯合系統。清·孫星衍先後獲兩種趙孟頫手寫本，"前後兩本校勘，明本每篇脱落舛誤，凡有數百字，其方藥名件次序分量，俱經後人改易，或有删去其方者，今以趙兩寫本爲定。"(《華氏中藏經·孫序》)故本系統之傳本乃孫氏將趙孟頫兩種手寫本輯合而成，收入《平津館叢書》，有陽湖孫氏刊本、朱氏翻刻平津館叢書本、商務印書館及人民衛生出版社據平津館叢書印行之單行本，爲三卷本。

第三系統爲趙本發展系統。清·周學海校本，附"内照法"，收入《周氏醫學叢書》，有光緒辛卯自刊竹紙本、《中國醫學大成》復刊本、商務印書館排印本。周學海序云："又有内照法一卷，云出於華氏，此必有所據，《脈經》曾引用之，但不言出自佗耳。今於前三卷悉遵孫本，其間字句錯落，爲檢《内經》、《脈經》，略加補注於各篇之末；其高宗、孝宗廟諱字樣，悉改用本字，以從其實；坊本方三卷，題爲附方，並内照法附刻於後，以別於孫本焉。"顯見周本始由趙本發展而來，亦即自趙本加坊本、内照法而成。

上述，乃《中藏經》版本源流之考略。

第四,《中藏經》校注經過及分工簡誌

《中藏經》雖然博而簡潔、廣而精深,切合臨床實用,但因歷代以僞書視之而致潛心探究者甚爲少見。自閩中倉司本傳世以來,雖代有刊行,但流傳不廣,校勘者亦屬鮮見。考諸文獻,前人未予注疏。僅予校訂者,惟明·吳勉學、鮑士奇、江澄中;清·周錫瓚、孫星衍、周學海;日本·吉岡玄昌以及奈須恒德等數人。近有吳昌國校注(江蘇科技出版社一九八五年出版)加用新式標點。近十年來國內中醫學界逐漸重視《中藏經》之研究,有探討《中藏經》之真僞者,有考證華佗生卒年代者,有考辨鄧處中序及鄧處中、鄧思其人者,有研討《中藏經》版本或學術思想乃至外用藥型者。然而,迄今爲止,國內外尚未見有全面系統整理研究《中藏經》者,故仍屬中醫古籍整理研究領域中待填補之空白。此項工作,歷時兩年零八個月始基本告竣。

本書於編寫工作之初,曾在長沙召開論證會。與會人員有何任教授、郭靄春教授、沈炎南教授、萬有生教授、凌耀星教授、譚日強教授、夏度衡教授、劉炳凡研究員、歐陽錡研究員、錢超塵副教授、白永波副編審及責任編輯李世華副編審。另外,鄧铁濤教授、施奠邦研究員、史常永主任醫師、張燦玾教授、丁光迪教授、凌一揆教授等惠寄書面論證材料,馬繼興研究員、劉炳凡研究員爲本書提供了咨詢意見。

本書全稿完成以後,國家中醫藥管理局委托人民衛生出版社白永波同志主持了審定會。本書的主審人員爲凌耀星教授、沈炎南教授、錢超塵副教授。另外,出席會

議的還有主編單位張瑞祥副司長,人民衛生出版社李世華與成德水副編審。

　本書在即將出版之際,謹向以上諸位前輩及同道申以謝忱。

湖南省中醫藥研究院副研究員孫光榮謹識

一九八八年十一月十五日於長沙